"十四五"职业教育国家规划教材

供中等职业教育护理、药剂、中医、医学检验技术、医学影像技术、
康复技术、口腔修复工艺等专业使用

医学遗传学基础

(第5版)

主　编　赵　斌　杨全凤

副主编　谢玲林

编　者　（按姓氏汉语拼音排序）

季静勇　黑龙江省林业卫生学校

江新华　安徽省淮南卫生学校

谢玲林　四川护理职业学院

杨全凤　辽宁省本溪市卫生学校

张乾英　四川省宜宾卫生学校

赵　斌　四川护理职业学院

科学出版社
北　京

内 容 简 介

本教材的理论部分共9章，包括绪论、遗传的细胞学基础、遗传的分子学基础、遗传的基本定律、遗传病及人类性状的遗传方式、遗传病的诊断与防治、遗传与优生、遗传与肿瘤、遗传与环境；实验部分主要介绍医学遗传学的实验操作技能及分析方法等。本教材在第4版的基础上，依据现行版教学标准和实际教学需求进行了部分调整，在遗传的基本定律中增加了遗传学常用术语与符号，增加了人类基因组与基因组计划及人类正常性状调查的实验等内容。本教材在编写过程中力求贯彻科学性、适用性和创新性原则，对教材的内容遵循"必需""够用""实用"的原则，结合具体的内容设置了"考点""链接""医者仁心"和"案例"模块，并制作了配套的课件。

本教材可供中等职业教育护理、药剂、中医、医学检验技术、医学影像技术、康复技术、口腔修复工艺等专业使用，也可作为教师参考书。

图书在版编目（CIP）数据

医学遗传学基础 / 赵斌，杨全凤主编 . —5 版 . —北京：科学出版社，2021.10

"十四五"职业教育国家规划教材

ISBN 978-7-03-070457-3

Ⅰ. 医⋯　Ⅱ. ①赵⋯　②杨⋯　Ⅲ. 医学遗传学 – 中等专业学校 – 教材
Ⅳ. R394

中国版本图书馆 CIP 数据核字（2021）第 222594 号

责任编辑：邱　波　王昊敏 / 责任校对：杨　赛
责任印制：霍　兵 / 封面设计：涿州锦晖

科 学 出 版 社 出版
北京东黄城根北街 16 号
邮政编码：100717
http://www.sciencep.com

天津市新科印刷有限公司 印刷
科学出版社发行　各地新华书店经销
*
2003 年 8 月第　一　版　开本：850×1168　1/16
2021 年 10 月第　五　版　印张：8 1/2
2024 年 2 月第四十九次印刷　字数：196 000
定价：36.00元
（如有印装质量问题，我社负责调换）

前　言

党的二十大报告对新时代新征程上推进健康中国建设作出了新的战略部署，提出"把保障人民健康放在优先发展的战略位置"。这凸显了以人民为中心的发展思想，是推进中国式现代化的重要内涵。这对医药卫生事业提出了更高要求。贯彻落实党的二十大决策部署，积极推动健康事业发展，离不开人才队伍建设。"培养造就大批德才兼备的高素质人才，是国家和民族长远发展大计。"教材是教学内容的重要载体，是教学的重要依据、培养人才的重要保障。本次教材修订旨在贯彻党的二十大报告精神，坚持为党育人、为国育才。

本教材是结合新时代职业教育改革的新趋势、新思路并按照课程思政的要求编写而成。在第 4 版的基础上对部分章节内容进行了更新和调整，如增加了遗传学常用术语与符号、人类基因组与基因组计划、人类正常性状调查的实验等内容，重新绘制了部分图片。本教材的主要内容包括绪论、遗传的细胞学基础、遗传的分子学基础、遗传的基本定律、遗传病及人类性状的遗传方式、遗传病的诊断与防治、遗传与优生、遗传与肿瘤、遗传与环境及医学遗传学基础实验。教学内容分为三个模块：基础模块、技能模块和选学模块。基础模块包括第 1 章至第 9 章；技能模块中，实验一至实验五对应第 2 章；实验六和实验七对应第 5 章；实验八对应第 6 章；选学模块包括第 2 章人类细胞的基本结构和显带染色体核型的识别、第 3 章第 3 节基因突变、第 5 章第 4 节遗传性代谢缺陷与分子病、第 8 章和第 9 章。基础模块和技能模块包括必修内容和选修内容，必修内容是最基本的标准和各专业的共同要求，选修内容可依据教学任务的实际情况选择性使用。

本教材设置了"考点""链接""医者仁心""案例"等正文穿插模块，在每章末设置了自测题，便于学生自测自评。学生和教师均可通过多种途径访问"中科云教育"平台，获取配套的数字化课程学习资源。

本教材建议学时为 36 学时，各学校可根据不同专业的教学要求灵活安排教学。

本教材在编写过程中得到了安徽省淮南卫生学校、四川省宜宾卫生学校、辽宁省本溪市卫生学校、黑龙江省林业卫生学校及四川护理职业学院的大力支持，在此表示感谢。

由于编者能力和水平有限，教材中可能有不足之处，恳请广大师生批评指正。

赵　斌

2023 年 8 月

配 套 资 源

欢迎登录"中科云教育"平台，**免费**数字化课程等你来！

本教材配有图片、视频、音频、动画、题库、PPT 课件等数字化资源，持续更新，欢迎选用！

"中科云教育"平台数字化课程登录路径

电脑端
▶ 第一步：打开网址 http://www.coursegate.cn/short/FAAYQ.action
▶ 第二步：注册、登录
▶ 第三步：点击上方导航栏"课程"，在右侧搜索栏搜索对应课程，开始学习

手机端
▶ 第一步：打开微信"扫一扫"，扫描下方二维码

▶ 第二步：注册、登录
▶ 第三步：用微信扫描上方二维码，进入课程，开始学习

PPT 课件：请在数字化课程各章节里下载！

目　　录

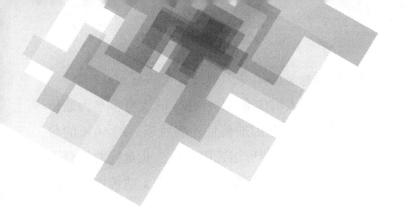

| 第 1 章 |
绪 论

医学遗传学是医学与遗传学相结合的科学，是应用遗传学的理论和方法研究人类遗传性疾病和人类疾病发生的遗传学相关问题的一门综合性学科。医学遗传学研究的对象是人类，研究的内容是人类疾病与遗传的关系，研究的目的在于控制遗传性疾病在家族中的传递，减少遗传性疾病对人类的危害，促进人类健康。

一、医学遗传学概述

（一）医学遗传学的概念

医学遗传学（medical genetics）是运用遗传学的理论与方法研究遗传因素在人类疾病发生、发展和转归过程中的作用机制及规律的科学，是遗传学与医学相结合的科学。它研究人类疾病与遗传的关系，主要任务是研究遗传性疾病的发生机制、遗传规律、流行病学、诊断、治疗、预后和预防等问题，为控制遗传性疾病的发生及其在群体中的流行提供理论依据，并提供遗传性疾病诊断、治疗和预防的方法及措施，从而改善人类健康，提高人口素质。

考点 医学遗传学的概念

（二）医学遗传学研究范围和研究方法

医学遗传学是以人类遗传学为基础，以遗传学理论为指导，借助现代生物学研究方法的一门综合性学科，研究范围在不断扩大。其研究的主要分支学科包括细胞遗传学、分子遗传学、生化遗传学、群体遗传学、免疫遗传学、药物遗传学、肿瘤遗传学、行为遗传学、发育遗传学、辐射遗传学、毒理遗传学、临床遗传学、遗传流行病学和表观遗传学等。

在许多疾病的发病中，遗传因素起到了不同的作用。医学遗传学通过群体筛查法、系谱分析法、双生子法、种族差异比较、疾病组分分析、伴随性状研究、动物模型和染色体分析等方法揭示疾病的遗传因素。

（三）医学遗传学在现代医学中的作用

医学遗传学是一门医学和遗传学紧密结合的学科，它的研究内容和方法涉及很多学科的知识和方法。21世纪以来，伴随基因组学与功能基因组学的发展，人们对遗传性疾病的认识不断深化，精准医学与个体治疗在临床上成为现实。医学遗传学在现代医学中发挥了重要的作用。

1. 在临床遗传性疾病研究中的作用　目前，遗传性疾病已成为影响人口素质的重要病种。在线"人类孟德尔遗传"（Online Mendelian Inheritance in Man，OMIM）数据库收录的人类单基因遗传性疾病的条目有 2 万多种，其中有临床意义的单基因遗传性疾病有 6000 多种；严重危害人类健康的多基因遗传性疾病有 100 多种。人群中有 4% ～ 8% 的人患单基因遗传性疾病，约 1% 的人患染色体病，15% ～ 20% 的人受多基因遗传性疾病所累。约 50% 的孕妇流产由染色体异常引起；1 岁以内死亡的婴儿中，先天畸形居死因首位；儿童智力发育不全者约占 3%，其中约 80% 由遗传因素所致。因此，在临床医学研究工作中，遗传性疾病的研究和防治任务十分艰巨。

2. 在优生工作中的作用　应用医学遗传学的理论知识和技术来指导人类的生育，可以减少遗传性疾病对人类的危害，提高人口素质，达到优生的目的。

3. 在卫生保健工作中的作用　卫生保健工作是从人体健康的概念出发，对个体和群体采取预防与保健相结合的综合措施，提高环境质量和生活质量，控制影响人体健康的各种因素，以达到保护健康、促进健康、预防疾病、延长寿命的目的。要做好卫生保健方面的工作，必须掌握一定的医学遗传学基础理论知识。

（四）医学遗传学发展简史

1. 发展初期　18 世纪中叶，法国人 M.de Maupertuis 研究了多指（趾）和皮肤缺乏色素者的家系，发现这两种疾病的遗传方式不同。1814 年，J. Adams 发表《论临床所见疾病的遗传可能性》，该文对先天性疾病、家族性疾病和遗传性疾病之间的差异，以及遗传性疾病的发病年龄、环境因素、近亲结婚等问题进行了阐述和分析。

2. 遗传学的诞生　遗传学奠基人奥地利学者孟德尔（G.Mendel）于 1856 年开始进行豌豆、玉米等植物杂交实验，其中以豌豆杂交实验的研究尤为深入，最终于 1865 年发表了《植物杂交试验》，提出了分离定律和自由组合定律。1909 年丹麦生物学家约翰逊（W.L.Johannsen）提出了"基因"（gene）的概念，取代了孟德尔假设的遗传因子，并提出了基因型和表现型的概念。同年，瑞典学者 H.Nilsson-Ehle 对数量性状的遗传提出了多因子假说，用多基因的累加效应和环境因素的共同作用阐明数量性状的传递规律。美国学者摩尔根（T.H.Morgan）通过果蝇杂交实验发现了性连锁遗传现象，并揭示了遗传学上的第三个遗传学定律——连锁与互换定律。遗传学三大定律的确定为医学遗传学的发展奠定了坚实的基础。

3. 医学遗传学的迅猛发展　医学遗传学是在遗传学理论的推动下，运用人类细胞遗传学和生化遗传学的知识逐步建立和完善的遗传学分支学科。

1923 年，T.S.Painter 用组织连续切片法进行研究，确定了人类体细胞的染色体数目是 48 条。1952 年华人学者徐道觉建立了细胞低渗制片技术，人类对染色体的研究取得了重大进步。1956 年华裔学者蒋有兴发现利用秋水仙碱能抑制纺锤丝和纺锤体的形成，促进对细胞内染色体的观察。同时，蒋有兴和 A.Levan 利用人胚胎肺组织培养，确定了正常人类体细胞染色体数是 46 条而非 48 条。1959 年，J.Lejeune 首次发现唐氏综合征患者是由于体细胞中多了一条 21 号染色体。1960 年，P.C.Nowell 在慢性粒细胞白血病患者的细胞中首次发现异常染色体，将其称为费城染色体（Ph 染色体）。1968 年，瑞典学者 T.Caspersson 用荧光染料染色，发现染色体可显示出不同的带型，即 Q 显带，后来相继发现了 G 显带、C 显带和 R 显带等。

1899 年，英国学者 A.E.Garrod 发表了有关尿黑酸尿症的论文，深入研究了尿黑酸尿症、白化病等，并提出了代谢缺陷的概念。1909 年，他首次提出"某些终身不愈疾病的病因，在于支配某一代谢步骤的酶活力的降低或丧失"。1941 年，G.W.Beadle 和 E.L.Tatum 发表了关于红色链孢霉菌生化遗传的经典论文，提出了一个基因一种酶的假说，为生化遗传学奠定了基础。1949 年，美国学者 L.Pauling 在镰状细胞贫血患者的红细胞内发现异常的血红蛋白分子，称为血红蛋白 S（HbS），由此提出了分子病的概念。

1944 年，O.Avery 用肺炎双球菌转化实验首次证明遗传物质是 DNA。1953 年，沃森（J.Watson）和克里克（F.Crick）发现 DNA 的双螺旋结构，提出了 DNA 半保留复制假说，遗传学的研究进入了分子水平阶段，分子遗传学由此诞生。20 世纪 60 ～ 70 年代限制性内切酶的发现、DNA 重组技术的出现，20 世纪 80 年代聚合酶链反应（PCR）等技术的建立使人类对遗传性疾病的病因、发病机制、肿瘤遗传、基因诊断、基因定位和基因治疗等的认识和研究进入一个崭新的阶段。20 世纪 90 年代，人类基因组研究取得重大突破，推动医学遗传学进一步深入发展。

2006 年，Karl Deisseroth 等首次提出了光遗传学的概念，光遗传学是指将光控制技术和遗传学技术相结合，用以进行细胞生物学研究的新技术，即将光敏感的离子通道蛋白质表达于可兴奋的靶细胞或靶器官上，利用相应波长的光照激活光敏感通道以实现细胞、组织、器官及动物生理功能的精细调控。光遗传学已应用于多种疾病的治疗研究，如抑郁症、帕金森病等。

二、遗传性疾病概述

遗传性疾病简称遗传病，是遗传物质改变引起的疾病。遗传病可能是生下来就具有的疾病，也可能是到达一定的年龄阶段才发病，遗传病可能是先天性疾病，但先天性疾病不一定是遗传病。

（一）遗传病的特点

遗传物质的变化既可发生在生殖细胞，也可发生在体细胞。遗传病有以下三个基本特点。

1. 遗传性　遗传物质改变通过复制由母细胞传递给子细胞，改变的遗传物质既可在细胞间传递，也可由亲代传递给子代。在家系中常可观察到遗传病从上一代传给下一代，但并非所有遗传病都能在家系中观察到。

2. 家族性　遗传病多表现为家族聚集现象，在一个家系中有多个成员患病。

3. 先天性　是指患者发病的基础一般是出生时就已经具有，也有一些遗传病患者一出生就表现出相应的症状和体征。

（二）遗传病的分类

现代医学遗传学将人类遗传病分为以下五类。

1. 单基因遗传病　是指染色体上某一对等位基因发生突变而导致的疾病，简称单基因病。大多数单基因遗传病呈明显的孟德尔式遗传。依据致病基因所在的染色体和遗传性质（显性或隐性），单基因遗传病可分为 X 连锁显性遗传病、X 连锁隐性遗传病、Y 连锁遗传病、常染色体显性遗传病、常染色体隐性遗传病。

2. 多基因遗传病　是指多对基因与环境因素共同作用所导致的疾病，简称多基因病。多基因遗传病有家族聚集现象，但不像单基因遗传病那样具有明显的家系传递规律。

3. 染色体病　是指染色体数目或结构异常而导致的疾病。染色体畸变涉及众多的基因，临床上患者表现为复杂的临床症状。目前已经明确的染色体病有 100 多种。

4. 线粒体遗传病　是指线粒体基因突变导致的疾病。线粒体是细胞质中的一种细胞器，在线粒体中含有 DNA。线粒体 DNA 是独立于细胞核外的遗传物质，称为线粒体基因组。

5. 体细胞遗传病　是指体细胞内的遗传物质改变所引起的疾病。体细胞遗传病一般不向后代传递，肿瘤和一些先天畸形即属于体细胞遗传病。

（三）遗传因素与环境因素在疾病中的作用

遗传病大多是遗传因素和环境因素共同作用的结果，在不同的疾病表现上有所差异。根据遗传因素对发病作用的不同，遗传病可分为三类。第一类主要由遗传因素决定，但该类遗传病的发生与环境因素并非毫无关系，主要包括单基因遗传病和染色体病；第二类主要由遗传因素决定，而环境因素是主要诱因；第三类遗传因素和环境因素对发病都起作用。

（四）遗传病对人类的危害

1. 严重威胁人类健康　全球遗传病发病率逐年攀升。在线"人类孟德尔遗传"数据库 2019 年 10 月收录的人类单基因遗传病、遗传性状及相应基因总条目数为 25 046 个，其中常染色体遗传条目 23 261 个，X 连锁遗传条目 1 294 个，Y 连锁遗传条目 61 个，线粒体遗传条目 70 个。

2. 出生缺陷　2018 年《关于印发全国出生缺陷综合防治方案的通知》指出，目前已知的出生缺陷超过 8000 种，我国出生缺陷总发生率约 5.6%。出生缺陷严重影响儿童的生存和生活质量，给患儿及其家庭带来巨大痛苦和经济负担。

3. 自然流产　目前，我国自然流产率占全部妊娠总数的 10% ～ 15%，其中约 50% 是由各种染色体畸变引起的，以每年出生人口 1750 万估算，每年仅因染色体畸变引起的自然流产就可达到 90 万～ 150 万例。

4. 智力低下　我国人群中有约 1% 的人存在某种染色体异常，其中唐氏综合征的发病率最高，每年新增 2.3 万～ 2.5 万例，其生命周期的总经济负担超过 100 亿元。

5. 隐性有害基因对人类健康构成潜在性威胁　在正常人群，平均每人携带 5 ～ 6 个隐性有害基因，虽然未患遗传病，但很可能是某种致病基因的携带者，可将致病基因传递给后代，成为后代人群中遗传病发病的潜在威胁。环境中的各种致突变、致癌、致畸因素增加了遗传病的发生概率，严重危害人类健康。

考点　遗传病的特点及其危害

日本核辐射导致甲状腺癌大幅攀升

2011年3月11日，日本发生地震，导致福岛第一核电站发生泄漏事故。日本研究人员在《流行病学》杂志上报告说，2011年福岛第一核电站发生事故后，福岛县未成年人甲状腺癌高发很可能是因为遭受了核辐射。福岛县组织对核事故发生时未满18岁的约37万人实施甲状腺超声波检查，截至2015年8月底，共确诊104名甲状腺癌患者。数据分析表明，福岛县未成年人甲状腺癌的发病率约是日本全国平均水平的30倍，其中，福岛县中部的中通地区未成年人甲状腺癌的发病率最高，约是全国平均水平的50倍。

自 测 题

一、名词解释

医学遗传学

二、简答题

1. 遗传病对人类的主要危害有哪些？

2. 遗传病的主要特点有哪些？

（赵　斌）

|第2章|
遗传的细胞学基础

　　1996年7月5日，在英国苏格兰爱丁堡卢斯林研究所的试验基地诞生了世界上第一只不是由母体自然孕育，而是由生物技术创造出来的克隆羊——多莉。多莉胚胎的卵细胞是由白面母绵羊乳腺细胞的细胞核与黑面母绵羊的去核卵细胞重组而成。多莉的问世，进一步表明生物体遗传、变异的基本规律及其机制与细胞的结构、功能、分裂增殖密切相关。

第1节　人类细胞的结构

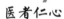
医者仁心　　　　　　　　　　细胞发现的历程

　　细胞的发现迄今已有300多年的历史，1665年英国科学家罗伯特·胡克利用自制显微镜首次观察到植物细胞壁，并且提出"细胞"的概念；1677年荷兰科学家安东尼·列文虎克观察到动物细胞，并且第一次描述了细胞核的结构；1838年，德国植物学家施莱登和动物学家施旺提出了著名的"细胞学说"，指出动植物都是细胞的集合体。细胞学说的建立，来源于科学家对自然界的细心观察和对世界的孜孜探索，来源于科学家对生物体微观世界的好奇。

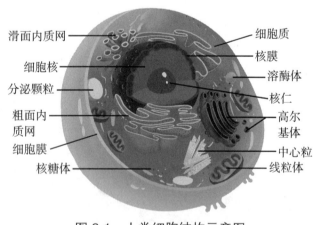

图 2-1　人类细胞结构示意图

（滑面内质网、细胞核、分泌颗粒、粗面内质网、细胞膜、核糖体、细胞质、核膜、溶酶体、核仁、高尔基体、中心粒、线粒体）

　　细胞是生物形态结构和生命活动的基本单位。遗传物质主要存在于细胞中，它的储存、复制、表达、传递和重组等重要功能都是在细胞中实现的。人类细胞尽管大小、形状和功能彼此不同，但是基本结构类似，分为细胞膜、细胞质、细胞核三部分（图 2-1）。

考点 人类细胞的基本结构

一、人类细胞的基本结构

　　细胞具有遗传的全能性，只有了解细胞的结构和功能，才能明确认识遗传物质。

（一）细胞膜

　　细胞膜是指包围在细胞表面的一层薄膜，又称为质膜。其主要化学成分有类脂、蛋白质、糖类。它是细胞与外界环境之间的屏障和通道，具有保护细胞内部结构、控制细胞内外物质交换、参与细胞识别等功能。除细胞膜外，细胞内部还有许多由膜包被的结构，这些膜称为内膜，内膜与细胞膜结构相似，功能有所不同，通常把细胞内的膜系统与细胞膜统称为生物膜。

（二）细胞质

细胞质是指细胞膜和细胞核之间的部分，包括胞质溶胶和细胞器，是细胞内完成各种主要生命活动的基础。胞质溶胶是细胞质内呈液态的部分。细胞器是存在于胞质溶胶中，具有一定形态结构、执行专一生理功能的结构，主要有线粒体、内质网、高尔基体、核糖体、溶酶体、中心体、细胞骨架等。

1. 线粒体　是两层单位膜套叠而成的囊状结构，内含多种酶。线粒体的主要功能是通过氧化磷酸化作用合成腺苷三磷酸（ATP），为细胞生命活动提供能量。细胞生命活动中 95% 以上的能量来自线粒体，因此线粒体是细胞的供能中心，又称为细胞内的动力工厂。

链接

线粒体遗传病

　　线粒体中存在 DNA，该 DNA 被称为人类第 25 号染色体。每个细胞中线粒体 DNA（mtDNA）分子可达数千，目前已发现人类 100 余种疾病与 mtDNA 突变有关。与细胞核内的 DNA 遗传不同，线粒体遗传病的致病基因伴随线粒体遗传，由于受精卵形成时只有少量的精子细胞质参与，因而 mtDNA 绝大多数通过卵子传给后代，呈母系遗传。线粒体遗传病主要侵犯神经和肌肉系统，发生病变的器官或组织多为脑、骨骼肌、心脏，临床特征包括痴呆、肌痉挛、耳聋、失明、贫血、反复休克等。

---

2. 内质网　是由单位膜构成的网状膜系统，占细胞全部膜成分的一半以上，与细胞膜和核膜连通。根据内质网表面有无核糖体附着，内质网分为粗面内质网和滑面内质网。内质网不仅与蛋白质、脂类等物质的合成和运输有关，还对细胞具有支架作用。

3. 高尔基体　是由平行排列的扁平囊、小囊泡、大囊泡组成的膜性结构，与细胞的分泌功能和溶酶体的形成有关，可对蛋白质分子进行修饰、加工、运输。

4. 核糖体　是细胞内数量最多、体积最小的非膜相细胞器，呈椭圆形，由核糖体RNA（rRNA）和蛋白质组成。核糖体既可以游离在细胞质中，又可以附着在内质网上，是细胞内合成蛋白质的场所。

5. 溶酶体　是由一层单位膜围成的球形囊状结构，内含 60 多种水解酶。溶酶体可消化分解蛋白质、核酸、脂类等各种大分子物质，有细胞内消化器之称，并与组织器官的形成、受精等作用有关。

6. 中心体　为球形的非膜相结构，位于细胞核附近，由中心粒和中心球两部分组成。每个中心体含有两个互相垂直的中心粒。中心粒周围比较致密的胞质溶胶，称为中心球，中心粒位于中心球中央部。中心体与细胞的分裂活动有关。

7. 细胞骨架　是指细胞质中由微管、微丝、中间纤维等纤维状蛋白交织构成的网状结构，

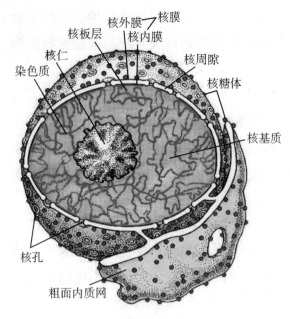

图 2-2   细胞核结构模式图

对维持细胞的形状、细胞器的定位和细胞的运动等具有重要的作用。

考点 细胞器的种类及功能

（三）细胞核

人类体细胞除成熟的红细胞外，都有细胞核，多数细胞有一个核，少数细胞有两个或两个以上核。细胞核通常位于细胞中央，呈圆形或卵圆形；由核膜、核仁、核基质和染色质构成；是细胞内遗传物质储存、复制、转录的场所；控制细胞代谢、生长、增殖、分化、衰老、遗传、变异等功能。在细胞间期，细胞核形态结构完整（图 2-2）。

1. 核膜　是指包围在核表面的膜，由两层单位膜构成。两层膜之间有腔隙，称为核周隙。外层膜朝向胞质面附着有核糖体，某些部位与粗面内质网相连，核周隙与粗面内质网也有很多处相通。核膜上分布有许多圆孔，称为核孔，是细胞核与细胞质间进行物质交换的通道。核膜的主要功能是保护核内物质，使核内物质在特定的区域执行功能而不受干扰，同时控制着细胞核与细胞质之间的物质交换。

2. 核仁　是一个表面无膜的海绵球状结构。每个细胞核一般有 1～2 个核仁，少数有多个。其主要成分是蛋白质和 RNA。在细胞进行有丝分裂时，核仁同核膜一样，先消失后又重建。核仁的主要功能是合成 rRNA、形成核糖体。

3. 染色质与染色体

（1）染色质：是指间期细胞核内易被碱性染料染色的线性复合结构，其主要成分是 DNA 和组蛋白。染色质分为常染色质和异染色质。常染色质多位于细胞核的中心，结构疏松、染色较浅、功能活跃，进行着 RNA 的合成；异染色质常靠近细胞核的边缘，结构紧密、染色较深、功能静止，很少转录。

（2）染色体：是指细胞进入分裂期时，染色质高度螺旋化折叠盘曲形成的短棒状结构。有丝分裂结束后，染色体又会解螺旋为疏松的染色质。

4. 核基质　是指细胞核内的液态胶状物质，其化学成分与胞质溶胶相似。

考点 细胞核的结构及功能；染色质和染色体的概念

二、性染色质

性染色质是指间期细胞核中染色体的异染色质部分显示出来的特殊结构，有 X 染色质和 Y 染色质两种。

（一）X 染色质

男女的体细胞中，性染色体的组成是不同的。男性体细胞含有一条 X 染色体和一条 Y

染色体，女性体细胞含有两条 X 染色体，但女性 X 染色体的基因产物并不比男性多，是因为女性的两条 X 染色体中，只有一条 X 染色体有转录活性，另一条 X 染色体失去活性，形成异固缩的 X 染色质。X 染色质是指人类间期细胞经特殊染色后，在核膜边缘出现的大小约 1μm 的浓染小体（图 2-3）。不论细胞内有几条 X 染色体，都只有一条保持活性，其余的都形成 X 染色质，正常男性没有 X 染色质。通过检查 X 染色质数目可以计算 X 染色体的数目，计算方法为：X 染色体数目 =X 染色质数目 +1，由此可判断体细胞中 X 染色体数目是否正常。

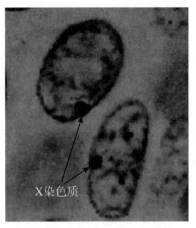

图 2-3　X 染色质

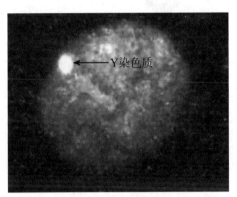

图 2-4　Y 染色质

（二）Y 染色质

Y 染色质是指男性间期细胞经荧光染料染色后，在细胞核内出现的直径约 0.3μm 的强荧光小体，它是 Y 染色体长臂远端的异染色质（图 2-4）。通过检查 Y 染色质数目可以计算 Y 染色体的数目，计算方法为：Y 染色体数目 =Y 染色质数目，由此可判断体细胞中 Y 染色体数目是否正常。

X 染色质和 Y 染色质检查可用于胎儿性别早期鉴定、两性畸形和性染色体数目异常的诊断。

考点　X 染色质、Y 染色质的概念与数目

第 2 节　人类染色体

 案例 2-1

　　患者，女，37 岁，妊娠 16 周，前往医院进行产前咨询，咨询过程中，医生获悉该患者的哥哥生有一个患唐氏综合征的儿子，建议她做产前诊断，进行染色体核型分析。

　　思考： 1. 什么是染色体核型分析？

　　　　　　2. 为什么通过染色体核型分析，可以筛查唐氏综合征胎儿？

不同物种的生物染色体数目各不相同，而同一物种的染色体数目是相对恒定的，人类的体细胞内有 23 对染色体，依其功能不同，可分为常染色体和性染色体。

一、染色体的形态特征与分类

（一）形态特征

染色体是遗传物质的载体，在细胞分裂的不同时期，表现为凝聚和舒展的周期性变化。细胞分裂中期，染色体形态结构特征最典型。每条细胞分裂中期的染色体均由两条形态结构

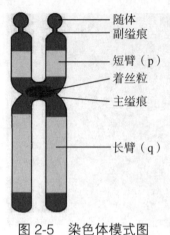

图 2-5　染色体模式图

随体
副缢痕
短臂（p）
着丝粒
主缢痕
长臂（q）

完全相同的染色单体（姐妹染色单体）组成，两条染色单体通过一个着丝粒相连，着丝粒处内缢缩窄，称为主缢痕。着丝粒将染色体分为短臂（p）和长臂（q）。某些染色体臂上出现的内缢缩窄区，称为副缢痕。近端着丝粒染色体的短臂末端可见球状结构，称为随体（图 2-5）。

考点　染色体的主要形态特征

（二）分类

根据着丝粒在染色体上的不同位置，将人类染色体分为三种类型（图 2-6）。

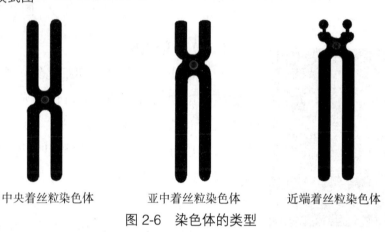

中央着丝粒染色体　　　　亚中着丝粒染色体　　　　近端着丝粒染色体

图 2-6　染色体的类型

1. 中央着丝粒染色体　着丝粒位于染色体纵轴的 1/2 ～ 5/8 处，长短两臂的长度接近。

2. 亚中着丝粒染色体　着丝粒位于染色体纵轴的 5/8 ～ 7/8 处，长短两臂的长度明显不同。

3. 近端着丝粒染色体　着丝粒位于染色体纵轴的 7/8 至末端处，长短两臂的长度差别显著，短臂很短。

考点　人类染色体的类型

二、人类染色体的核型

核型是指一个体细胞内的全部染色体，按其大小、形态特征进行配对，并分组编号排列所构成的图像。对待测细胞的染色体进行数目、形态、带型等特征的分析过程，称为核型分析。核型分析是识别和分析各种人类染色体病的基础。一个细胞的核型描述包括染色体总数和性染色体组成两部分，两者之间用"，"分隔开。正常男性染色体的核型为 46，XY；女性为 46，XX。

（一）非显带染色体核型的识别

非显带染色体核型是按照常规染色法得到的染色体标本，整条染色体均匀着色，没有明暗相间、宽窄不同的带纹。根据 1960 年第一届国际人类细胞遗传学会议上确立的丹佛体制，将人类体细胞中的 46 条染色体分为 23 对、7 组（A、B、C、D、E、F、G 组），其中 22 对男女都有，称为常染色体，按长度和着丝粒位置顺次编为 1 ～ 22 号；另一对与性别有关，称为性染色体，分别用 X 和 Y 表示，女性为两条 X 染色体，男性为一条 X 染色体和一条 Y

染色体，X 染色体归入 C 组，Y 染色体归入 G 组（图 2-7）。人类非显带染色体核型分组特征见表 2-1。

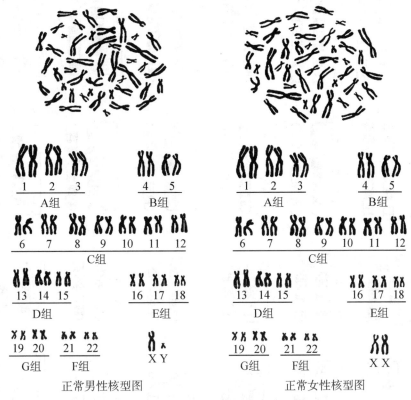

正常男性核型图　　　　　　　正常女性核型图

图 2-7　人类非显带染色体核型图

表 2-1　人类非显带染色体核型分组特征

组号	染色体号	大小	着丝粒位置	次缢痕	随体
A	1～3	最大	中（1、3 号）、亚中（2 号）	1 号常见	—
B	4～5	次大	亚中	—	—
C	6～12, X	中等	亚中	9 号常见	—
D	13～15	中等	近端	—	有
E	16～18	小	中（16 号）、亚中（17、18 号）	16 号常见	—
F	19～20	次小	中	—	—
G	21～22, Y	最小	近端	—	21、22 号有

（二）显带染色体核型的识别

1. 染色体显带技术　1968 年染色体显带技术的问世使得染色体研究突飞猛进。染色体显带技术是指在非显带染色体制备的基础上，染色体标本经过一定程序的处理，用特定染料染色，使染色体沿其长轴显现明暗交替或深浅相间、宽窄不同的横带的技术。各号染色体显示出各自特异的带纹，称为带型。按照染色体显带技术所得到的染色体为显带染色体（图 2-8）。染色体显带技术可准确地识别和区分每一条染色体，极大地提高了核型分析的精确度，对染色体结构畸变引起的遗传病的临床诊断具有重大意义。目前主要有 6 种染色体显带技术。

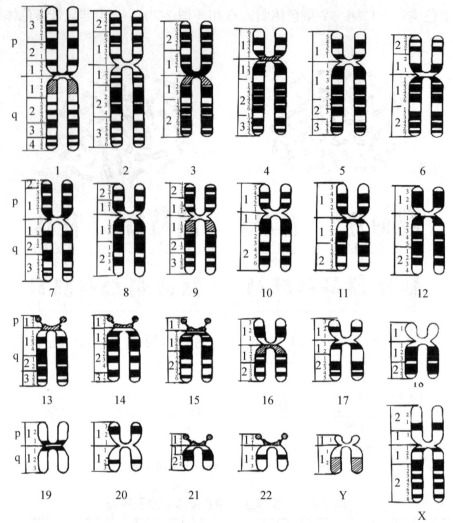

□ G带的浅带，Q带的暗带；▨ 着色可变带；■ G带的深带，Q带的亮带

图 2-8　人类显带染色体模式图

（1）Q带：用荧光染料芥子喹吖因（QM）或盐酸喹吖因（QH）对染色体标本进行染色，在荧光显微镜下观察，可见每条染色体出现宽窄和亮度不同的横纹，即荧光带或Q带。

（2）G带：用胰酶、热碱、尿素、去垢剂等预处理染色体标本后，再用吉姆萨（Giemsa）染色，可以显示出与Q带相似的带纹，称为G带。G带克服了Q带的缺点，操作方法简便，带纹清晰，标本可长期保存，可在光学显微镜下观察，因而得到了广泛的应用，是目前进行染色体分析的常规带型。

（3）R带：用热磷酸缓冲液处理染色体标本，再用Giemsa染色，可得到与G带的深浅带正好相反的染色体带纹，称为R带。

（4）C带：经Ba(OH)₂和NaOH预处理染色体标本后，再用Giemsa染色，可专门显示着丝粒区、Y染色体和副缢痕区，称为C带。

（5）T带：加热处理染色体标本后，再用Giemsa染色，可使染色体端粒部位特异性深染，称为T带。

（6）N带：用AgNO₃处理染色体标本，可使核仁组织区出现深染，称为N带或NOR带。

2. 显带染色体的命名　经过多次更新和完善的《人类细胞遗传学命名的国际体制》

（ISCN，1971）规定了显带染色体的统一命名标准。

（1）染色体的界标、区和带的定义

1）界标：是染色体上稳定、有显著形态学特征的指标，包括染色体两臂的末端、着丝粒和某些明显稳定的带。

2）区：指位于两相邻界标之间的区域。

3）带：指染色体上连贯的着色深浅不同的横纹，没有非带区。

4）亚带与次亚带：在带的基础上，再分出若干细小的带纹称亚带，亚带再细分为次亚带。

每条染色体的区和带用数字命名，均从着丝粒开始，沿着染色体臂向臂远端依次编号。靠近着丝粒的两个区分别标记为长、短臂的 1 区，再由近及远依次定义为 2 区、3 区等。每一区内离着丝粒最近的带为 1 带，向外依次编号，作为界标的带为远端区第 1 带。

（2）带的描述方法：描述一个特定的带包括 4 个部分，即①染色体序号；②臂的符号；③区号；④带号。各部分之间无分隔符，如 1p13 表示 1 号染色体短臂 1 区 3 带（图 2-9）。

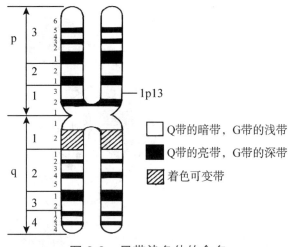

图 2-9　显带染色体的命名

描述亚带、次亚带时，在原带号数后加上"."，接着依次标注亚带、次亚带的号数，如 1p31.31 表示 1 号染色体短臂 3 区 1 带 3 亚带 1 次亚带。

考点 人类染色体核型的识别

第 3 节　有丝分裂

 案例 2-2

小明刚出生时体重为 3.2kg，18 岁时体重为 60kg。

思考： 1. 婴儿和成人在重量上为什么差异显著？

2. 细胞增殖对生物体的意义如何？

细胞分裂是指亲代细胞一分为二、形成子代细胞的过程。生物界中，真核细胞分裂的方式包括无丝分裂、有丝分裂、减数分裂。无丝分裂在低等生物中较为常见；有丝分裂是体细胞分裂的主要方式；减数分裂是有性生殖中产生配子的特殊分裂方式。细胞分裂产生的子细胞成长到一定程度，细胞分裂将再次发生。细胞分裂是周期性进行的。

考点 细胞分裂的方式

一、细胞周期的概念与分期

（一）概念

细胞周期是指细胞从上次分裂结束到下次分裂结束所经历的周期性过程。在这个过程中，细胞内发生系列的动态变化，细胞通过自身复杂的调控体系，控制着细胞周期有序进行。

（二）分期

真核细胞的细胞周期包括两个时期：间期和分裂期（图2-10）。间期指上次分裂结束到下次分裂开始之间的时期，占整个细胞周期时间的95%，分为G_1期（DNA合成前期）、S期（DNA合成期）、G_2期（DNA合成后期）；该期的细胞虽然在形态上无变化，但细胞内却发生着以DNA合成为主的物质变化。分裂期（M期）指母细胞分裂产生两个相同的子细胞的时期，占整个细胞周期时间的5%，分为前期、中期、后期和末期四个时期；该期细胞形态结构发生急速变化，复制的遗传物质平均分配到两个子细胞中，使细胞保持遗传上的稳定性和一致性。

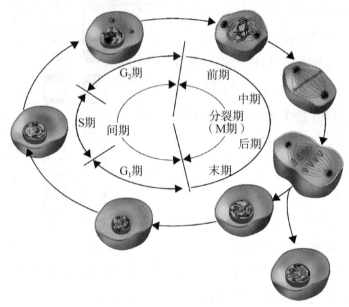

图 2-10　细胞周期

二、有丝分裂各时期的特点

（一）间期

1. G_1期　是指细胞分裂完成开始到DNA合成开始前的阶段，是DNA合成前的准备时期，细胞内物质代谢活跃，RNA、结构蛋白、酶的合成迅速进行，细胞体积迅速增大。各类细胞的G_1期时间差异很大，可以停留几天、几年甚至几十年（如神经细胞、骨骼肌细胞），有的也可以只停留几分钟。进入G_1期的细胞可有三种不同的增殖状态。

（1）增殖细胞（周期性细胞）：此类细胞始终保持旺盛的增殖活性，如骨髓造血干细胞、皮肤基底层细胞、胃肠道黏膜细胞等。

（2）无增殖力细胞（不育细胞）：此类细胞的结构和功能发生高度分化，丧失增殖能力，终生处于G_1期，直到衰老死亡，如神经细胞、肌肉细胞、多形核细胞、表皮角质细胞等。

（3）暂不增殖细胞（非增殖细胞或G_0期细胞）：此类细胞处于增殖静止状态，但并未丧失增殖能力，在一定条件（如受到损伤）的诱导下，可重新进入细胞增殖周期，如肝、肾的实质细胞等。

2. S期　是指从DNA复制开始到DNA复制结束的阶段。此期DNA含量增加1倍，组蛋白、非组蛋白也不断合成。S期结束时，每一条染色体复制成两条染色单体。S期细胞对药物反应非常敏感，如一些化疗药物可以作用于肿瘤细胞的S期，通过干扰或阻断肿瘤细胞

DNA 复制，达到治疗目的。

3. G₂ 期 是指从 DNA 合成结束到分裂期开始前的阶段。此期 DNA 合成停止，RNA 和蛋白质大量合成，形成微管蛋白和细胞膜上的蛋白质，为细胞进入分裂期准备物质条件。此期细胞对药物反应敏感，临床上某些化疗药物就是针对此期的肿瘤细胞。

> **链接**
>
> ### 失控的细胞群——肿瘤
>
> 　　肿瘤是危害人类健康最严重的疾病之一，是一种体细胞遗传病，由一群生长失去正常调控的细胞形成。肿瘤细胞增殖的失控是基因突变在体细胞中累积的结果，染色体异常也会导致肿瘤发生。恶性肿瘤生长不受控制，且能够侵入其他邻近组织甚至扩散到更远的位置。现代医学认为，肿瘤的发生是遗传因素与环境因素共同作用的结果。

（二）分裂期

分裂期是指从细胞分裂开始到结束，将复制的遗传物质平均分配到两个子细胞所经历的过程。分裂过程中染色体发生系列变化，通过微管组成的纺锤丝，将母细胞内遗传物质平均分配到两个子细胞中，故称为有丝分裂（图 2-11）。

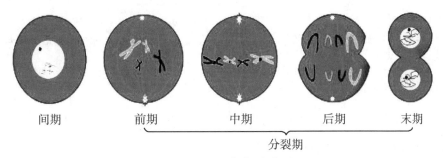

| 间期 | 前期 | 中期 | 后期 | 末期 |

分裂期

图 2-11 细胞有丝分裂

1. 前期 指染色质开始凝缩到核膜解体的阶段。此期特点为：①染色质凝缩，形成光镜下可辨认的染色体，每条染色体由两条染色单体组成，散乱分布；②分裂极确定，两对中心粒各向细胞两极移动，决定细胞的分裂方向；③纺锤体开始形成，中心粒向周围放出星状细丝形成星体，两个星体中间以纺锤丝相连组成纺锤体；④核仁解体；⑤核膜消失。

2. 中期 指核膜解体到染色体排列在赤道面上的阶段。此期特点为：①纺锤体呈现典型纺锤样，每条染色体都由两条染色单体通过着丝粒相连，染色体两侧微管长度相等，每条染色体的着丝粒都排列在赤道板上；②染色体呈现典型中期形态，此时染色体达到最大程度的凝集，中期染色体的形态结构最稳定、数目最清晰，便于观察。

3. 后期 指着丝粒纵裂，染色体移向两极的阶段。此期特点为：①着丝粒纵裂，每个染色体的着丝粒纵裂为二，两条姐妹染色单体彼此分开；②染色体移向两极，在纺锤丝的牵引下，分离的染色单体分别向细胞两极移动，形成数目和形态完全相同的两组染色体，集中在细胞的两极。

4. 末期 指细胞质分裂，形成两个子细胞的阶段。此期特点为：①染色体恢复成染色质，集中在细胞两极的染色体逐渐解螺旋恢复为染色质，纺锤体消失；②核膜和核仁重新出现，形成新的两个子核；③细胞膜在赤道面部位向细胞质内陷，形成两个子细胞。

考点　有丝分裂各期的特征

三、有丝分裂的意义

（一）有丝分裂是真核细胞增殖的主要方式

有丝分裂是高等真核生物的体细胞分裂的主要方式，是生物个体形成及组织生长的基础，与生物新个体的产生、种族的繁衍密切相关。机体的创伤修复和组织再生等生理活动都存在活跃的有丝分裂。

（二）有丝分裂保证了细胞遗传的稳定性和一致性

有丝分裂是等分式的分裂，细胞通过细胞核变化、染色质浓缩成染色体、纺锤体出现等一系列复杂变化，将遗传物质平均分配到两个子细胞中，因此两个子细胞都具备了与母细胞完全相同的染色体，从而保证了遗传物质的稳定性和一致性。

第 4 节　减 数 分 裂

案例 2-3

　　张先生与李女士结婚 3 年，近期李女士怀孕，夫妻二人为宝宝的性别取决于父母哪方而争执不下。

思考：人类的性别是如何决定的？

减数分裂是一种特殊形式的有丝分裂，仅发生于有性生殖细胞形成过程的某个阶段，对于维持生物世代间遗传的稳定性具有重要意义。

一、减数分裂的概念

减数分裂是生殖细胞发生过程中的一种特殊的有丝分裂。整个过程中，DNA 复制一次，细胞连续分裂两次，由 1 个母细胞形成 4 个子细胞，每个子细胞染色体数目为母细胞的一半。减数分裂包括连续的两次分裂，分别称为减数第一次分裂和减数第二次分裂。

二、减数分裂各时期的特点

（一）减数第一次分裂（减数分裂Ⅰ）

细胞进入减数分裂前，在间期已经完成物质积累和 DNA 复制。减数第一次分裂可分为间期Ⅰ、前期Ⅰ、中期Ⅰ、后期Ⅰ和末期Ⅰ（图 2-12）。

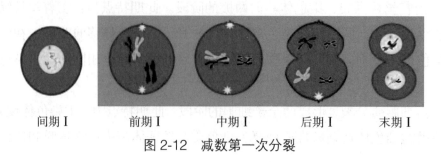

| 间期Ⅰ | 前期Ⅰ | 中期Ⅰ | 后期Ⅰ | 末期Ⅰ |

图 2-12　减数第一次分裂

1. 前期 I　该期复杂、历时长，染色体配对、交换等减数分裂特有的过程均发生在此期。根据染色体的形态结构变化特点，该期可分为五个时期。

（1）细线期：细胞核内染色质凝集形成细长丝状的染色体，每条染色体已形成两条细线状的染色单体，但在光镜下不易分辨。

（2）偶线期：此期是同源染色体配对的时期，细胞内同源染色体相互靠近配对的过程称为联会。同源染色体是指在减数分裂过程中，一条来自父体，一条来自母体，形态、大小、结构相同的一对染色体。在联会过程中，相互配对的每对同源染色体称为二价体，细胞中有 n 对染色体，就有 n 个二价体，人的 23 对染色体形成 23 个二价体。

（3）粗线期：染色体进一步螺旋化，明显变粗缩短，每一条染色体都由两条染色单体构成，因此二价体又称四分体。每条染色体的两条染色单体之间互称为姐妹染色单体，同源染色体的染色单体之间互称为非姐妹染色单体。此时，非姐妹染色单体之间可发生片段互换，称交换，使同源染色体之间的基因产生重组。

（4）双线期：染色体进一步缩短变粗，同源染色体相互排斥而分离。交叉点逐渐向染色体末端移动的现象称为交叉端化。人和许多动物的双线期经历时间比较长，如人的卵母细胞在 5 个月胎儿体内已达双线期，至 12 ～ 50 岁的排卵年龄期间，卵子的生成一直停留在双线期。

（5）终变期：染色体变得更短更粗，交叉渐移至两端，核膜、核仁消失，纺锤体开始形成。

2. 中期 I　二价体排列在赤道面上，形成赤道板。纺锤体形成，每条染色体以着丝粒与一条纺锤丝相连，着丝粒区动粒朝向两极。

3. 后期 I　同源染色体彼此分离，被纺锤丝分别拉向两极，每一极只获得每对同源染色体中的一条（二分体）。由于粗线期非姐妹染色单体之间发生交换，每条姐妹染色单体上的 DNA 组成并不完全相同，人类非同源色体的随机组合，可形成 2^{23} 种组合方式。

4. 末期 I　二分体到达细胞两极后，染色体解旋伸展，核膜与核仁重新出现，细胞质分裂形成两个子细胞，每个子细胞中的染色体数目减少一半，每条染色体着丝粒上连接有两条染色单体。

（二）减数第二次分裂（减数分裂 II ）

减数第二次分裂分为间期 II、前期 II、中期 II、后期 II 和末期 II（图 2-13）。间期 II 短暂，没有 DNA 复制。

1. 前期 II　染色质凝集形成染色体，核膜、核仁开始消失。每个细胞中有 n 条染色体，每条染色体为二分体。

2. 中期 II　各二分体排列在赤道面上，纺锤体形成，每个二分体的着丝粒与纺锤丝相连。

3. 后期 II　着丝粒纵裂为二，姐妹染色单体分开，并移向两极，每一极各含有 n 个单分体，即 n 条染色体。

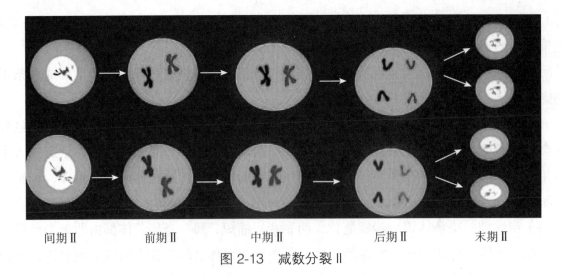

| 间期Ⅱ | 前期Ⅱ | 中期Ⅱ | 后期Ⅱ | 末期Ⅱ |

图 2-13　减数分裂Ⅱ

4. 末期Ⅱ　各染色体移至两极后解旋伸展，核膜重新组装、核仁重现。纺锤体消失，细胞质分裂。

经过上述两次连续的分裂，1 个母细胞形成 4 个子细胞，每个子细胞的染色体数目是母细胞的一半，即形成了单倍体的生殖细胞。

考点　减数分裂各期的特征

三、减数分裂的意义

减数分裂既保证了人类染色体数目在遗传上的恒定，也保证了物种及遗传性状的相对稳定。人类经减数分裂形成的精子或卵子的染色体数目减少一半，精子与卵子受精形成的受精卵，其染色体数目又恢复为 46 条，从而保证了亲代与子代之间染色体数目的恒定。

减数分裂是人类遗传复杂性的细胞学基础，也是形成生物个体多样性的基础。减数分裂过程中，同源染色体分离、非同源染色体自由组合、同源非姐妹染色单体之间互换等现象，使人类生殖细胞中染色体复杂多样，从而表现出人类遗传的复杂多样性。

减数分裂是遗传定律的细胞学基础。减数分裂过程中同源染色体彼此分离，是分离定律的细胞学基础；非同源染色体随机自由组合进入同一生殖细胞中，是自由组合定律的细胞学基础；同源染色体的非姐妹染色单体局部交换，是连锁及互换定律的细胞学基础。

四、配子的发生与性别决定

生物进行有性生殖时产生的生殖细胞（性细胞），称为配子。由原始生殖细胞发育成配子的整个过程，称为配子发生。人类配子发生包括精子的发生和卵子的发生。精子和卵子是高度特化的生殖细胞，二者结合后形成受精卵，发育成下一代新个体，从而保证了物种的连续性。精子和卵子的发生都经过增殖、生长、成熟等过程，其中成熟期为减数分裂期。

（一）精子发生

产生精子的器官是睾丸，精子是在睾丸的精曲小管中发生的（图 2-14）。

1. 增殖期　睾丸精曲小管上皮中的精原细胞经过有丝分裂增殖，人的精原细胞有 46 条

（23 对）染色体，为二倍体（2n）。

2. 生长期　精原细胞经过多次增殖后，一部分精原细胞继续增殖，另一部分精原细胞则进入生长期，细胞体积逐渐增大而成为初级精母细胞，此时细胞核中的染色体数仍为 46 条（2n）。

3. 成熟期（减数分裂时期）　初级精母细胞经过减数第一次分裂后，产生两个次级精母细胞，各含有 23 条染色体（二分体）。每个次级精母细胞再进行减数第二次分裂，各产生 2 个单倍体精细胞。结果 1 个初级精母细胞经过减数分裂形成 4 个精细胞，其中，2 个精细胞核型为 23，X；另外 2 个精细胞核型为 23，Y。

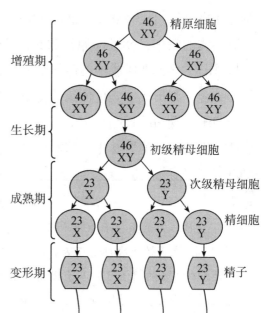

图 2-14　精子形成过程示意图

4. 变形期　精细胞经过一系列形态和生理变化，由圆形的精细胞转变为蝌蚪状的精子。

人类精子发生约需 2 个月，男性一生产生精子总数约为 10^{12} 个，每次排精可达 2 亿个精子。成熟男性一直到老年，精子仍继续发生。

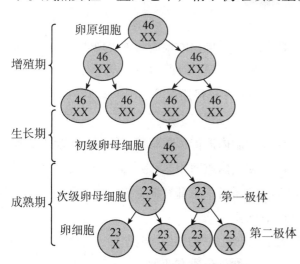

图 2-15　卵子形成过程示意图

（二）卵子发生

卵子的发生开始于胚胎发育早期的卵巢中，其基本过程与精子发生相似，但是无变形期（图 2-15）。

1. 增殖期　卵巢皮质浅部的卵原细胞经过有丝分裂增殖，人的卵原细胞有 46 条（23 对）染色体，为二倍体（2n）。

2. 生长期　此期历时较长，卵原细胞经过生长，体积显著增大，发育成初级卵母细胞。其细胞核中的染色体数仍为 46 条（2n）。

3. 成熟期（减数分裂时期）　初级卵母细胞经过减数第一次分裂后，形成 1 个体积较大的次级卵母细胞和 1 个体积较小的第一极体；次级卵母细胞经过减数第二次分裂后，形成 1 个体积大的卵细胞和 1 个体积较小的第二极体，第一极体则形成两个第二极体。两者均为单倍体。结果 1 个初级卵母细胞形成 1 个卵子和 3 个第二极体，核型均为 23，X。极体无受精能力，退化消失，卵细胞则成为卵子。

卵子发生开始于胚胎期，女婴出生后，只有大约 400 个初级卵母细胞继续发育，性成熟后，女性每月会排出 1 个处于减数第二次分裂中期的次级卵母细胞。

考点　精子和卵子的发生过程

（三）人类性别决定

人类性别是由受精时精子和卵子中的性染色体决定的。男性的性染色体组成为 XY，女性的性染色体组成为 XX。配子发生时，经过减数分裂，男性精原细胞可产生两种含有 X 或 Y 染色体的精子，女性卵原细胞只能产生一种含有 X 染色体的卵子。受精时，若是 X 型精子与卵子结合，则形成性染色体组成为 XX 的受精卵，将来发育成为女性；若是 Y 型精子与卵子结合，则形成性染色体组成为 XY 的受精卵，将来发育成为男性。因此人类的性别是精子和卵子在受精的瞬间决定的，即由男性精子决定。在自然状态下，不同的精子和卵子的结合是随机的，人类男女比例基本保持平衡。

链接

精子的漫漫征程——受精作用

受精作用是指精子和卵子结合为受精卵的过程。一般发生在输卵管壶腹部，女性排卵 24 小时内。正常男性一次排精可达 2 亿，但只有 300～500 个精子能到达受精部位，并可存活数天。阴道中仅 1% 的精子可进入子宫颈。精子主要依靠自身的运动到达输卵管，从子宫颈到输卵管需要 2～7 小时。精子必须经过获能和顶体反应才能具备受精的能力。

自 测 题

A₁ 型题

1. 人体细胞的基本结构由几部分组成（　　）
   A. 1　　　　　　B. 2　　　　　　C. 3
   D. 4　　　　　　E. 5

2. 含有 DNA 且能产生大量能量的细胞器是（　　）
   A. 内质网　　　B. 中心体　　　C. 核糖体
   D. 高尔基体　　E. 线粒体

3. 合成蛋白质的细胞器是（　　）
   A. 溶酶体　　　　　　　B. 线粒体
   C. 核糖体　　　　　　　D. 高尔基体
   E. 中心体

4. 组成染色质和染色体的主要物质是（　　）
   A. DNA 和 RNA　　　　　B. 蛋白质和 DNA
   C. 蛋白质和 RNA　　　　D. DNA 和脂类
   E. DNA 和糖类

5. 染色质和染色体的关系是（　　）
   A. 两种物质不同时期的两种表现
   B. 两种物质同一时期的两种表现
   C. 同种物质不同时期的两种表现

D. 同种物质同一时期的两种表现
E. 两种物质同一时期的一种表现

6. 关于细胞核描述错误的是（　　）
   A. 由两层单位膜组成
   B. 是细胞内遗传物质储存、复制和转录的场所
   C. 与粗面内质网相连
   D. 人体所有细胞都有细胞核
   E. 有核孔

7. 关于性染色质描述错误的是（　　）
   A. 人类性染色质有两种
   B. 性染色质存在于间期细胞核中
   C. 男性无 X 染色质
   D. 女性细胞中的染色体与染色质数目相等
   E. Y 染色质位于 Y 染色体长臂远端

8. 染色体形态特征最典型的时期是（　　）
   A. 间期　　　　　B. 前期　　　　　C. 中期
   D. 后期　　　　　E. 末期

9. 某细胞中若有两个 X 染色质，则体细胞中含有几条染色体（　　）
   A. 1　　　　　　B. 2　　　　　　C. 3

D. 4　　　　　　　E. 5

E. 终变期

10. 人类中期染色体分为 3 种类型的根据是（　　　）

A. 着丝粒位置　　　B. 随体位置

C. 主缢痕位置　　　D. 染色体大小

E. 副缢痕位置

11. 正常男性 C 组染色体有（　　　）

A. 11 条　　　　B. 12 条　　　C. 13 条

D. 14 条　　　　E. 15 条

12. 1p26 表示（　　　）

A. 1 号染色体短臂 2 区 6 带

B. 1 号染色体长臂 2 区 6 带

C. 1 号染色体短臂 26 区

D. 1 号染色体长臂 26 区

E. 1 号染色体短臂 26 带

13. 正常女性核型为（　　　）

A. 46，XX　　　B. 46，XY　　　C. 46，X

D. 46，Y　　　　E. 23，XY

14. 减数分裂的结果形成几个子细胞（　　　）

A. 1　　　　　B. 2　　　　　C. 3

D. 4　　　　　E. 5

15. 有丝分裂过程中，染色体排列在细胞赤道面的阶段是（　　　）

A. 间期　　　　B. 前期　　　C. 中期

D. 后期　　　　E. 末期

16. DNA 复制发生在（　　　）

A. 间期　　　　B. 前期　　　C. 中期

D. 后期　　　　E. 末期

17. 联会发生在（　　　）

A. 细线期　　　　B. 偶线期

C. 粗线期　　　　D. 双线期

E. 终变期

18. 交换发生在（　　　）

A. 细线期　　　　B. 偶线期

C. 粗线期　　　　D. 双线期

19. 非同源染色体随机组合发生在（　　　）

A. 前期 Ⅱ　　　　B. 中期 Ⅱ

C. 后期 Ⅱ　　　　D. 末期 Ⅱ

E. 后期 Ⅰ

20. 精子染色体数目与体细胞相比（　　　）

A. 相同　　　　B. 不同　　　　C. 减少

D. 增加　　　　E. 减半

21. 肿瘤细胞是由单个体细胞突变增殖而成，体细胞数目增殖期为（　　　）

A. 间期　　　　B. 前期　　　　C. 中期

D. 后期　　　　E. 末期

A₃/A₄ 型题

（22 ～ 24 题共用题干）

患者，男，18 岁，先天性睾丸发育不全。体征呈女性化倾向，无胡须、无喉结、体毛稀少、皮下脂肪丰富，发育出女性乳房。X 染色质、Y 染色质检查均为阳性，体细胞中可见 2 个 X 染色质、1 个 Y 染色质。

22. 人类正常体细胞的染色体数为（　　　）

A. 23 条　　　　B. 22 条　　　　C. 46 条

D. 45 条　　　　E. 2 条

23. 该患者体细胞中的性染色体组成为（　　　）

A. 1 条 X 染色体、1 条 Y 染色体

B. 1 条 X 染色体、2 条 Y 染色体

C. 2 条 X 染色体、1 条 Y 染色体

D. 2 条 X 染色体、2 条 Y 染色体

E. 3 条 X 染色体、1 条 Y 染色体

24. 该患者体细胞核型为（　　　）

A. 46，XY　　　　B. 47，XXY

C. 48，XXXY　　　D. 48，XXYY

E. 49，XXXXY

（杨全凤）

| 第 3 章 |
遗传的分子学基础

生物能够保持主要特征并从上一代传递到下一代,最根本的原因是细胞内存在遗传物质。1868 年,瑞士外科医生米歇尔(Miescher)首次从外科绷带上的脓细胞核中分离出一种含磷的酸性化合物,并将其称为核素,后改称核酸。研究核酸的组成、结构及功能,有助于人类从分子水平了解和认识生命的现象与本质。

第 1 节 遗传物质的结构
一、核酸的组成
(一)核酸的化学组成

核酸是以核苷酸为基本组成单位的生物信息大分子,具有复杂的结构和重要的生物功能。核酸由 C、H、O、N 和 P 五种元素组成,在酶的作用下水解为核苷酸。每个单核苷酸由三部分组成,即磷酸、戊糖(五碳糖)和含氮碱基(碱基)。戊糖是构成核苷酸的基本组分,分为两种,即核糖和脱氧核糖。核酸的组成见图 3-1。

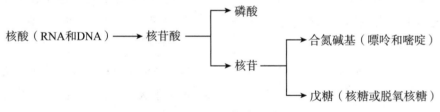

图 3-1 核酸的组成

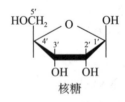 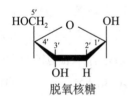

图 3-2 戊糖的结构式

为区别于碱基中的碳原子,戊糖中的碳原子以 C-1′ 到 C-5′ 表示。戊糖结构式见图 3-2。

碱基是核苷酸的另一基本组分,包括两类含氮的杂环化合物,即嘌呤碱和嘧啶碱。嘌呤碱有两种:腺嘌呤(adenine,A)和鸟嘌呤(guanine,G)。嘧啶碱有 3 种:胞嘧啶(cytosine,C)、胸腺嘧啶(thymine,T)和尿嘧啶(uracil,U)。碱基的结构式见图 3-3。

核苷是碱基与戊糖之间通过糖苷键连接而成的化合物(图 3-4)。

核苷酸是核苷与磷酸之间通过磷酸二酯键连接而成的化合物(图 3-5)。

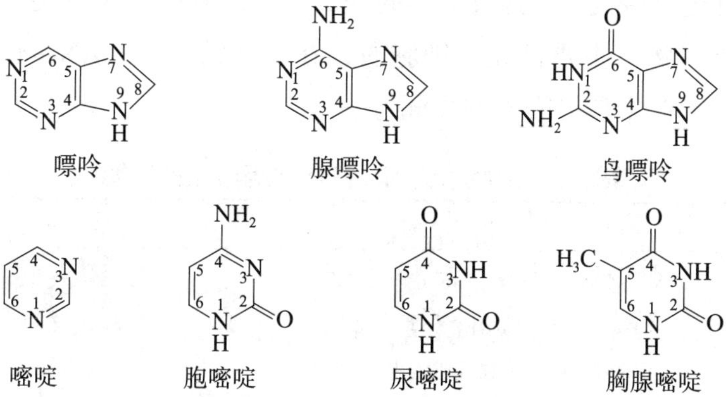

嘌呤　　　　腺嘌呤　　　　鸟嘌呤

嘧啶　　　胞嘧啶　　　尿嘧啶　　　胸腺嘧啶

图 3-3　碱基的结构式

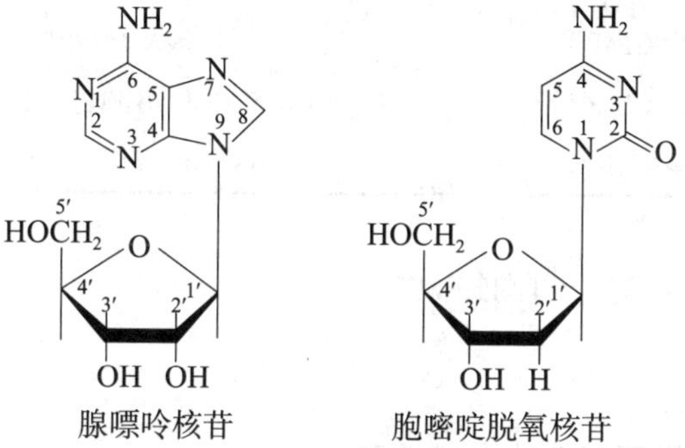

腺嘌呤核苷　　　胞嘧啶脱氧核苷

图 3-4　核苷的结构式 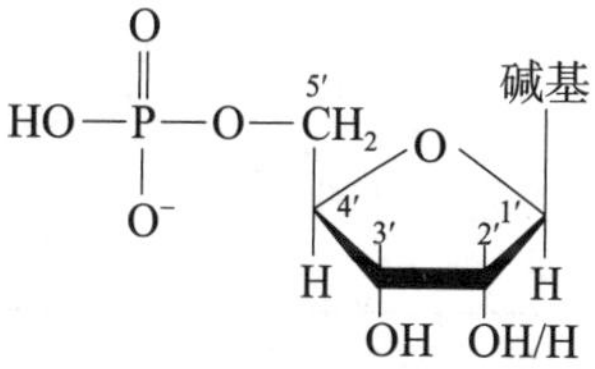　　　　图 3-5　核苷酸的结构式

核酸分子由多个单核苷酸通过磷酸二酯键相互连接而成，即一个核苷酸 C-3′ 上羟基与下一个核苷酸 C-5′ 上磷酸脱水缩合而形成的化学键（也称 3′, 5′- 磷酸二酯键），它也是核苷酸的连接方式。多核苷酸链具有方向性，即 5′ → 3′（磷酸末端→羟基末端）（图 3-6）。

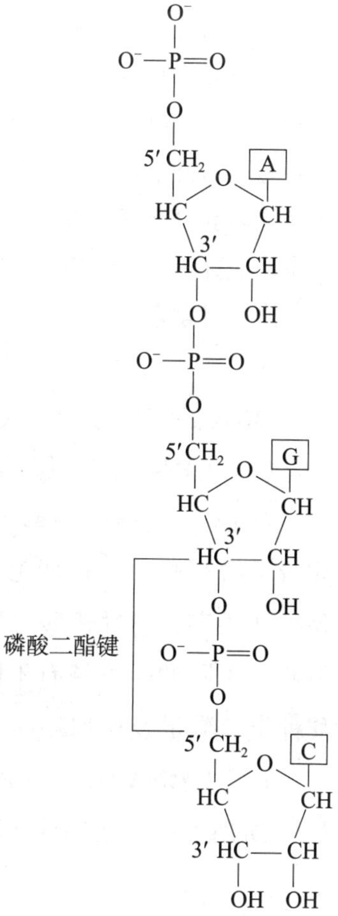

考点　核酸的组成

（二）核酸的种类

核酸可分为脱氧核糖核酸（DNA）和核糖核酸（RNA）两类（图 3-7）。

脱氧核糖核酸（DNA） → 脱氧核糖核苷酸
- → 磷酸
- → 脱氧核糖核苷 → 碱基（A、G、C、T）
- → 脱氧核糖

核糖核酸（RNA） → 核糖核苷酸
- → 磷酸
- → 核糖核苷 → 碱基（A、G、C、U）
- → 核糖

图 3-7　DNA 和 RNA 的组成

DNA 存在于细胞核和线粒体内，携带遗传信息，并通过复

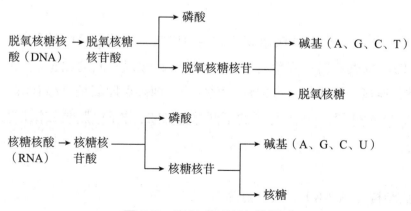

磷酸二酯键

图 3-6　核苷酸的连接

制的方式将遗传信息进行传代,细胞及个体的基因型(genotype)是由这种遗传信息决定的。RNA 是 DNA 的转录产物,主要存在于细胞质,在某些情况下,RNA 也可以作为遗传信息的载体。DNA 和 RNA 在化学组成上的异同见表 3-1。

表 3-1   DNA 和 RNA 在化学组成上的异同

比较项	DNA	RNA
戊糖	脱氧核糖	核糖
碱基	腺嘌呤(A)鸟嘌呤(G)	腺嘌呤(A)鸟嘌呤(G)
	胞嘧啶(C)胸腺嘧啶(T)	胞嘧啶(C)尿嘧啶(U)
磷酸	磷酸	磷酸
核苷酸	5′-单磷酸脱氧腺苷(dAMP)	5′-单磷酸腺苷(AMP)
	5′-单磷酸脱氧鸟苷(dGMP)	5′-单磷酸鸟苷(GMP)
	5′-单磷酸脱氧胞苷(dCMP)	5′-单磷酸胞苷(CMP)
	5′-单磷酸脱氧胸苷(dTMP)	5′-单磷酸尿苷(UMP)

二、DNA 的结构

医者仁心   　　　　　　　　　　**为科学而献身的女科学家**

　　1951 年 11 月,英国女科学家罗莎琳德·富兰克林(Franklin)与她的同事威尔金斯(Wilkins)获得了高质量的 DNA 分子 X 线衍射图像。根据图像并结合前人的研究成果,美国生物学家沃森(Watson)与英国物理学家克里克(Crick)密切合作,共同提出了 DNA 双螺旋结构的模型,并于 1953 年将该模型发表在 Nature 杂志上。DNA 双螺旋结构的发现揭示了生物界遗传性状得以世代传递的分子机制,是生物学发展的里程碑,标志着现代分子生物学的开端。1962 年,沃森、克里克与威尔金斯三人共同获得了诺贝尔生理学或医学奖,而罗莎琳德·富兰克林却因在研究过程中接受过量放射线辐射罹患卵巢癌,年仅 38 岁就逝世了,她短暂的一生无私地奉献给了她所热爱的科学事业。

　　DNA 的结构分为一级结构和空间结构,空间结构又分为二级结构和三级结构。

(一)DNA 的一级结构

　　DNA 一级结构呈单链线形结构,是指脱氧核糖核苷酸链中单脱氧核糖核苷酸的种类、数量及排列顺序。构成 DNA 的单脱氧核糖核苷酸有 4 种,4 种核苷酸以不同的数量、比例和排列顺序,通过磷酸二酯键相连接,形成具有方向性的大分子,即多聚脱氧核糖核苷酸。因此,不同的生物具有不同的 DNA 分子,DNA 分子的不同即指 DNA 分子中脱氧核糖核苷酸种类、数量及排列顺序不同。

(二)DNA 的二级结构

　　DNA 的二级结构是双螺旋结构(图 3-8),其特点为:

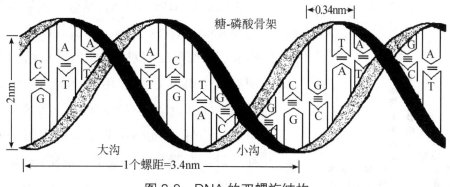

图 3-8 DNA 的双螺旋结构

1. DNA 分子由两条走向相反且平行的脱氧核糖核苷酸链围绕同一中心轴向右盘旋，形成右手双螺旋结构。

2. 在双螺旋结构外侧，磷酸和脱氧核糖交替排列，构成 DNA 分子的基本骨架。

3. 碱基位于双螺旋结构的内侧，两条链上的碱基一一对应，彼此通过氢键相连，组成互补的碱基对，A 与 T 以两个氢键相连（用 A=T 表示），C 与 G 以三个氢键相连（用 C≡G 表示）。DNA 分子中这种碱基互补配对的关系称为碱基互补配对原则。

4. DNA 分子每螺旋一周包含 10 对脱氧核糖核苷酸或 10 个碱基对（base pair，bp），螺距为 3.4nm，螺旋直径为 2nm。

5. 氢键是维持 DNA 双螺旋结构稳定的重要化学键。

考点 DNA 双螺旋结构的特点

（三）DNA 的三级结构

DNA 的三级结构是在 DNA 双螺旋结构基础上，进一步盘曲折叠而形成的复杂高级空间结构，又称超螺旋结构。生物进化程度越高，其细胞核 DNA 分子越大，结构越复杂。

三、RNA 的结构

RNA 主要存在于细胞质中，由 DNA 经转录生成，通常以单链形式存在，比 DNA 小，许多区域自身发生回折，使可配对的碱基相遇（A=U，C≡G）构成双螺旋，或称发夹式结构，不能配对的碱基形成环状突起，组成 RNA 的二级结构和三级结构。RNA 主要参与完成细胞内蛋白质的合成。RNA 按结构和功能不同分为三种：mRNA、tRNA 和 rRNA。

mRNA 又称信使 RNA，占三种 RNA 总量的 1%～5%，呈线形结构。生物的遗传信息存在于 DNA 分子上，DNA 存在于细胞核内，而蛋白质的合成是在细胞质中完成的，DNA 无法通过核孔到达细胞质中，因此 DNA 分子中的遗传信息只能经转录传递给 mRNA，由 mRNA 指导蛋白质的合成。mRNA 上每 3 个核苷酸为一组构成一个密码子，决定肽链上的一个氨基酸，mRNA 是蛋白质合成的模板。

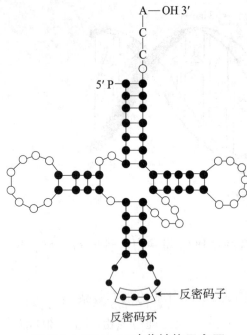

图 3-9　tRNA 三叶草结构示意图

tRNA 又称转运 RNA，是分子质量最小的 RNA，占三种 RNA 总量的 5% ～ 15%，由 70 ～ 90 个单核苷酸构成。局部形成假双链，呈三叶草结构（图 3-9）。柄部有 3 个碱基 CCA，用以连接活化的氨基酸。与之对应的反密码环上有反密码子，反密码子由 3 个碱基组成，恰好与 mRNA 分子上的密码子的 3 个碱基互补配对。在蛋白质合成中，tRNA 运输活化的氨基酸到核糖体的特定位点。tRNA 转运氨基酸具有严格的选择性，即一种 tRNA 只识别和转运一种氨基酸。

rRNA 又称核糖体 RNA，呈线形结构，是细胞中含量最多的 RNA，约占 RNA 总量的 82%，是组成核糖体的重要成分。核糖体是合成蛋白质的重要场所。rRNA 单独存在时不执行其功能，当其与多种蛋白质结合成核糖体时，可作为蛋白质生物合成的装配机。

考点 RNA 的结构

第 2 节　基因与基因组

一、基因的概念与结构

（一）基因的概念

在整个生物界，绝大多数生物（包括人类）基因的化学本质是 DNA。基因（gene）是细胞内遗传物质结构和功能的基本单位，主要以 DNA 形式存在于染色体上。在人类，基因通过生殖细胞由亲代向子代传递。基因是具有特定遗传效应的 DNA 分子片段，决定细胞内 RNA 和蛋白质（包括酶分子）等的合成，从而决定生物的遗传性状。基因是遗传信息传递、表达和生物性状形成的基础。

考点 基因的概念

（二）基因的结构

原核生物结构基因的编码序列通常是连续的，即基因中所有核苷酸的遗传信息最终可全部表达出相应的氨基酸。而在真核生物和人类中，绝大多数结构基因的编码序列（外显子）是不连续的，被非编码序列（内含子）所分割，形成嵌合排列的断裂形式，称为割裂基因，又称断裂基因。真核细胞基因的结构及表达见图 3-10。

人类结构基因可分为编码区和侧翼序列。

1. 编码区　是指能转录相应的 mRNA，进而指导多肽链合成的区段，包括外显子、内含子和外显子 - 内含子接头序列三部分。

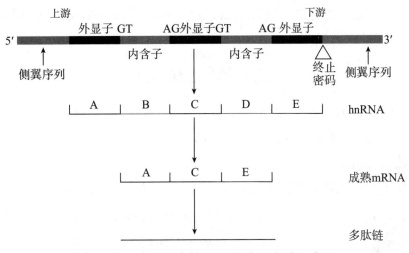

图 3-10　真核细胞基因的结构及表达示意图

（1）外显子：能够编码氨基酸的序列称为外显子。它与内含子同时被转录生成初级 mRNA（hnRNA），再经过一系列复杂变化，最终连接起来形成成熟的 mRNA。

（2）内含子：位于两个外显子之间的不能编码氨基酸的序列称为内含子。它与外显子同时被转录生成 hnRNA，但在 hnRNA 形成成熟 mRNA 的过程中，其转录产物被剪切掉。不同基因所含内含子的数目和大小各不相同。

（3）外显子–内含子接头序列：外显子与内含子相连接的部位是高度保守的特定序列，是 RNA 剪接的信号，即剪去内含子产物，使外显子产物连接在一起的部位，称为外显子–内含子接头序列。每个内含子的 5′ 端以 GT 开始，在 3′ 端以 AG 结束，所以又称为 GT-AG 法则。

割裂基因中的内含子和外显子的关系不是固定不变的，即在同一条 DNA 分子上的某一段 DNA 序列，在作为编码某一条多肽链的基因时是外显子；作为编码另一条多肽链的基因时是内含子，这是由 mRNA 剪接加工的方式不同所致。结果使同一个基因（确切地说是同一段 DNA 序列）产生两条或以上的 mRNA 链。这种真核生物基因的表达中，由于一个基因的内含子成为另一个基因的外显子，产生基因的差异表达，是割裂基因结构的一个重要特点。

2. 侧翼序列　每个割裂基因中第一个外显子的上游和最末一个外显子的下游，都有一段不被转录的非编码区，称为侧翼序列。包括启动子、增强子以及终止子等对 DNA 转录起调控作用的 DNA 序列。

（1）启动子：是指与转录启动有关的特异序列，位于基因转录起始点的上游，是 RNA 聚合酶的结合部位，能启动和促进转录过程，而自身并不转录。

（2）增强子：是一段能增强启动子转录效率的特定序列。它可以位于启动子的上游或下游，可以距离启动子很远，也可以距离启动子较近。增强子通常与特异性细胞因子相互作用而加强转录，决定基因表达的组织特异性。

（3）终止子：是基因末端的一段特异序列，位于转录终止点上游，为反向重复序列，具有终止转录的功能。反向重复序列经转录后，可以形成发夹式结构，从而阻碍了 RNA 聚合酶的移动，使转录终止。

二、基因的功能

20 世纪中期以来，随着分子生物学和分子遗传学的迅猛发展，人类对基因功能的认识日新月异。目前认为，基因主要具备三个基本功能。

（一）遗传信息的储存

基因是 DNA 分子上的特定片段。在不同的 DNA 中，碱基的排列顺序各不相同。决定生物体千差万别各种特征的遗传信息就储存在碱基对的排列顺序中。如果 DNA 分子中碱基对的排列顺序发生变化，就意味着它所储存的遗传信息将发生改变。遗传信息通过转录传递给 mRNA，mRNA 上密码子的排列顺序决定了多肽链的合成。

（二）基因的复制

基因的复制是通过 DNA 自我复制实现的。DNA 自我复制是指以 DNA 分子的两条单链为模板，在 DNA 聚合酶作用下互补合成子代 DNA 的过程。

DNA 复制时，首先在解旋酶作用下，DNA 双螺旋结构局部解开，然后分别以两条亲代链为模板，在 DNA 聚合酶作用下利用细胞核内的四种脱氧核糖核苷酸，按碱基互补配对原则（A=T，C ≡ G）合成两条子链。这样原有的一个 DNA 分子就复制成两个与之完全相同的子代 DNA，原来 DNA 分子上的遗传信息即完全复制到子代 DNA 分子中。

在新合成的子代 DNA 分子中，一条链是新合成的，另一条链来自亲代 DNA，这种复制方式称为半保留复制（图 3-11）。

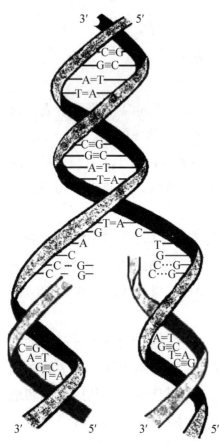

图 3-11　DNA 半保留复制示意图

（三）基因的表达

基因的表达是指将基因所携带的遗传信息转变成具有生物活性的蛋白质的过程，包括转录和翻译两个过程。

1. 转录　是以 DNA 为模板，在 RNA 聚合酶作用下合成 mRNA 的过程，这个过程是在细胞核中进行的。DNA 双链中作为模板指导新核苷酸链合成的亲代核苷酸链，称为模板链。与模板链互补的链为编码链。转录时，在解旋酶作用下，DNA 局部解旋，然后以模板链为模板，在 RNA 聚合酶作用下利用核内的四种核糖核苷酸，按碱基互补配对原则合成一条单链 RNA，由此 DNA 将遗传信息传递给 RNA。在碱基互补配对时，RNA 分子中没有胸腺嘧啶（T），由尿嘧啶（U）代替 T，与 DNA 中的腺嘌呤（A）配对（图 3-12）。

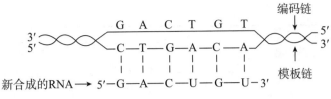

图 3-12　DNA 转录示意图

转录后形成的 mRNA 通过核孔进入细胞质，指导蛋白质的合成。转录的最终产物是 mRNA、tRNA 和 rRNA 等。

2. 翻译　是以 mRNA 为模板指导蛋白质合成的过程。蛋白质合成在细胞质内的核糖体上进行，mRNA 携带遗传信息，作为合成蛋白质的模板；tRNA 转运活化的氨基酸并识别 mRNA 分子上的遗传密码；核糖体是蛋白质合成的场所，把各种特定的氨基酸分子连接成多肽链。

考点　基因的表达过程

在 mRNA 中，每三个相邻的碱基构成一个三联体，作为一个密码子，一种密码子决定多肽链中的一种氨基酸以及多肽链合成起始与终止的信号。mRNA 中的 4 种碱基可以组成 64 种密码子，编码 20 种氨基酸和多肽链起始及终止的一套 64 个三联体密码子称为遗传密码。在 64 种密码子中，有 1 种为起始密码子（AUG），3 种为终止密码子（UAA、UAG、UGA）（表 3-2）。遗传密码的特点：①简并性，多个密码子决定同一种氨基酸。②通用性，所有生物统一为同一套遗传密码。③连续性，mRNA 上的遗传密码是连续排列的。④方向性，遗传密码的阅读方向是 5′ 端到 3′ 端。遗传信息通过转录传递到 mRNA，在 mRNA 中又以遗传密码的形式储存起来，决定多肽链中氨基酸的种类和排列顺序，从而控制细胞质中蛋白质的合成。

考点　遗传密码的概念及特点

表 3-2　遗传密码表

第一碱基（5′端）	第二碱基				第三碱基（3′端）
	U	C	A	G	
U	UUU 苯丙氨酸	UCU 丝氨酸	UAU 酪氨酸	UGU 半胱氨酸	U
	UUC 苯丙氨酸	UCC 丝氨酸	UAC 酪氨酸	UGC 半胱氨酸	C
	UUA 亮氨酸	UCA 丝氨酸	UAA 终止密码子	UGA 终止密码子	A
	UUG 亮氨酸	UCG 丝氨酸	UAG 终止密码子	UGG 色氨酸	G
C	CUU 亮氨酸	CCU 脯氨酸	CAU 组氨酸	CGU 精氨酸	U
	CUC 亮氨酸	CCC 脯氨酸	CAC 组氨酸	CGC 精氨酸	C
	CUA 亮氨酸	CCA 脯氨酸	CAA 谷氨酰胺	CGA 精氨酸	A
	CUG 亮氨酸	CCG 脯氨酸	CAG 谷氨酰胺	CGG 精氨酸	G
A	AUU 异亮氨酸	ACU 苏氨酸	AAU 天冬酰胺	AGU 丝氨酸	U
	AUC 异亮氨酸	ACC 苏氨酸	AAC 天冬酰胺	AGC 丝氨酸	C
	AUA 异亮氨酸	ACA 苏氨酸	AAA 赖氨酸	AGA 精氨酸	A
	AUG 甲硫氨酸或起始密码子	ACG 苏氨酸	AAG 赖氨酸	AGG 精氨酸	G

续表

第一碱基 （5'端）	第二碱基				第三碱基 （3'端）
	U	C	A	G	
G	GUU 缬氨酸	GCU 丙氨酸	GAU 天冬酰胺	GGU 甘氨酸	U
	GUC 缬氨酸	GCC 丙氨酸	GAC 天冬酰胺	GGC 甘氨酸	C
	GUA 缬氨酸	GCA 丙氨酸	GAA 谷氨酸	GGA 甘氨酸	A
	GUG 缬氨酸	GCG 丙氨酸	GAG 谷氨酸	GGG 甘氨酸	G

注：AUG 在原核生物中为甲酰甲硫氨酸；GUG 在原核生物中为起始密码子或甲硫氨酸。

真核生物的翻译过程大致分为以下四个阶段（图 3-13）。

（1）氨基酸的活化：氨基酸参与多肽链合成之前，必须经过活化，再与对应的 tRNA 结合，形成氨酰 -tRNA。

（2）肽链合成的起始：核糖体上结合氨酰 -tRNA 的氨酰基位点称 A 位；结合肽酰 -tRNA 的肽酰基位点称 P 位；E 位释放已经卸载了氨基酸的 tRNA，即排出位。在起始因子（IF）的作用下，核糖体的小亚基识别 mRNA 的起始部位并与之结合。随后，甲硫氨酰 -tRNA 以其反密码子（UAC）与 mRNA 的起始密码子（AUG）互补结合，进入 P 位，三者共同形成翻译起始复合物。最终，大亚基与小亚基结合形成完整的核糖体，为肽链的延长做准备。

（3）肽链合成的延长：指在 mRNA 遗传密码序列的指导下，氨基酸依次进入核糖体并合成多肽链的过程。这一过程在核糖体上连续循环进行，每个循环分三步，即进位、成肽、转位。在延长因子的作用下，氨酰 -tRNA 按照 mRNA 模板的指令，进入核糖体大亚基上的 A 位，这一过程称为进位，又称注册。P 位上有一种肽酰转移酶，在其催化下，核糖体 A 位和 P 位上的 tRNA 所携带的氨基酸缩合形成肽键，这一过程称为成肽。成肽反应后，在转位酶的催化下，核糖体向 mRNA 的 3' 端移动一个密码子的距离，使 mRNA 上的下一个密码子进入核糖体的 A 位。同时，原来占据 A 位的肽酰 -tRNA 移到 P 位，这一过程称为转位。P 位上的 tRNA 所携带的氨基酸或肽在成肽后交给 A 位上的氨基酸，P 位上卸载的 tRNA 转位后进入 E 位，从核糖体上脱落下来，再去转运相应的氨基酸。

此后是循环过程，每经过一次进位、成肽和转位，多肽链就增加一个氨基酸残基，使肽链得以不断延长。

（4）肽链合成的终止与释放：当核糖体 A 位出现终止密码子（如 UAG）时，多肽链的合成即终止。释放因子（RF）可识别终止密码子并进入 A 位。在释放因子的作用下，新生肽链随之释放，mRNA、tRNA 及释放因子从核糖体脱离，核糖体大小亚基分离。翻译后的初始产物大多数是无功能的，需要经过进一步的加工，才可成为具有一定生物活性的蛋白质。

实际上，翻译过程通常有 5～6 个甚至数十个核糖体与 1 个 mRNA 分子结合，同时进行翻译，多个核糖体可以在同一条 mRNA 模板上，按不同进度翻译出多条多肽链。这些多肽链经过修饰形成各种不同的蛋白质。

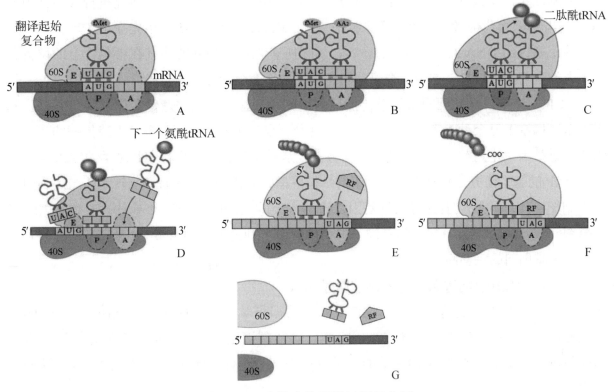

图 3-13　真核生物翻译过程示意图

A. 翻译起始复合物形成；B. 进位；C. 成肽；D. 转位；E. 肽链合成终止；F. 新生肽链释放；G. 大小亚基分离

综上所述，真核生物 DNA 分子中储存的遗传信息通过 DNA 分子的复制传递给子细胞，同时经过转录还可传递给 mRNA，由 mRNA 再将遗传信息翻译成特定的氨基酸序列。这样 DNA 的复制、转录和翻译便构成了一个完整的遗传信息传递过程，这一过程被称为信息流。最初认为遗传信息流的传递方向是 DNA → RNA →蛋白质，单方向传递，不可逆转。克里克把这一原则称为中心法则。1970 年特明（Temin）和巴尔的摩（Baltimore）对中心法则又做了重要补充，发现 RNA 病毒中有一种逆转录酶，在逆转录酶的作用下，RNA 可逆转录形成 DNA，从而修正了中心法则（图 3-14）。

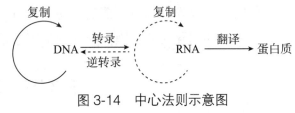

图 3-14　中心法则示意图

考点　中心法则

三、人类基因组与基因组计划

（一）人类基因组

人类基因组（human genome）是人体所有遗传信息的总和，包括核基因组与线粒体基因组，既相对独立又相互关联。

（二）人类基因组计划

人类基因组计划（human genome project，HGP）是 1990 年开始启动的全球范围内研究人类基因组的重大科学项目，包括美国、英国和中国等国家的 16 家研究机构参与其中。HGP 由诺贝尔奖获得者、美国科学家杜伯克（Dulbecco）在 1985 年率先提出，旨在阐明人类（核）基因组 DNA 3.2×10^9bp 的序列，发现所有人类基因并阐明其在染色体上的位置，破译人类全部遗传信息，这是人类第一次在分子水平上全面地认识自我。

HGP 的整体目标是阐明人类遗传信息的组成和表达，为人类遗传多样性的研究提供基本数据，揭示上万余种人类单基因异常和上百种严重危害人类健康的多基因遗传病的致病基因或易感基因，建立对各种疾病新的诊治方法，从而推动整个生命科学和医学领域的发展。

HGP 的基本任务是建立人类基因组的结构图谱，即遗传图、物理图、转录图与序列图，并在制图 – 测序的基础上鉴定人类基因，绘出人类的基因图。2000 年 6 月，人类基因组工作草图完成。2003 年 4 月，人类基因组的精细图谱顺利完成。2004 年 10 月，*Nature* 杂志公布了人类基因组的完整序列。

（三）基因组学促进医学进入精准医学时代

随着测序技术的迅速发展，生物信息和大数据科学的结合应用，精准医学（precision medicine）的概念应运而生。随着基因组学、功能基因组学、生物信息库和计算机技术的迅速发展，个体化治疗的延伸，精准医学可根据每个个体的疾病特征制订出有针对性的治疗方案。

精准医学的实质是根据不同个体对特定疾病遗传基础的不同，将患者分为不同的亚群，进而给予相应的治疗。遗传病的诊断、预防和治疗需要以个人遗传信息为基础和前提的精准医学；遗传病特有的咨询也应建立在精准医学基础上，这样，有助于实现遗传病的准确诊断和分类，进而制订具有个性化的疾病预防和治疗方案。

对于单基因遗传病，确定个体的致病突变将为疾病的确诊提供遗传依据，并在此基础上给予更精准的治疗；对于携带有致病突变却未发病的个体进行遗传分析，可评估个体今后及其子代的发病风险，以及可能的预防措施等；对于多基因遗传病，发病往往是多个基因异常和环境因素共同导致的，因而获得的基因组信息越精确，就越有助于疾病的预防和治疗。

第 3 节　基 因 突 变

一、基因突变的概念与特点

（一）基因突变的概念

一切生物细胞的基因都能够保持其遗传的相对稳定性，受一定内外因素的影响，遗传物质也可能发生某些变化，即为突变。广义的突变包括基因突变和染色体畸变。基因突变是指基因的分子结构发生碱基对组成或排列顺序的改变。染色体畸变是指细胞内染色体的数目或结构发生异常改变。本节主要介绍基因突变，染色体畸变将在第 5 章第 3 节中介绍。

考点　基因突变的概念

（二）基因突变的特点

1. 多向性　任何基因座上的基因，都有可能独立地发生多次不同的突变而形成其新的等位基因，这就是基因突变的多向性。基因座即为基因在染色体上占有的特定位置。例如，在不同条件下，位于染色体某一基因座上的基因 A 可突变为其等位基因 a_1；也可以突变为 a_2 或者 a_3、a_4、$\cdots$、a_n 等其他等位基因形式，从而形成复等位基因。遗传学上把群体中存在于同一基因座上，决定同一类相对性状，经由突变而来，且具有两种以上不同形式的等位基因互称为复等位基因。例如，我们所熟知的人类 ABO 血型系统，就是由位于 9q34 这一区域同一个基因座上的 I^A、I^B 和 i 三种等位基因形式所构成的一组复等位基因所决定的。

2. 重复性　是指已经发生突变的基因，在一定的条件下，还可能再次独立地发生突变而形成另外一种新的等位基因形式。最终的群体遗传学效应即基因重复突变与基因多向突变的结果相似，这是群体中复等位基因存在的主要原因之一。

3. 随机性　基因突变的发生是随机的。不同的物种、不同的个体、不同的细胞或者基因，其各自发生基因突变的频率也并不完全相同。基因的突变频率简称突变率，是指基因的一种等位形式在某一世代突变成其另外等位形式的概率，一般用每世代每个生殖配子中每个基因座的突变数目来表示。在自然条件下，各种生物的突变率都是很低的。人类基因的突变率仅为 $10^{-6} \sim 10^{-4}$，即每代 1 万 $\sim$ 100 万个生殖细胞中有一个基因突变。

4. 可逆性　基因突变的方向是可逆的，即基因 B 可以突变为等位基因 b，等位基因 b 也可以突变成基因 B，前者称正突变，后者称回复突变。人类中出现的返祖现象，就是因为基因发生了回复突变。一般情况下回复突变的频率低于正突变频率。这个特性也是基因突变与染色体畸变的根本区别点，染色体畸变是不可逆的。

5. 有害性　生物遗传性状的形成，是在长期的进化过程中与其赖以生存的自然环境相互作用、相互适应的结果，是自然选择的产物。而对这些性状具有决定性意义的基因一旦发生突变，通常都会对生物的生存带来消极或不利的影响，即有害性。生殖细胞或受精卵中的基因发生突变是绝大多数人类遗传病发生的根本原因，体细胞突变则常常是肿瘤发生的病理遗传学基础。

二、引起基因突变的因素

根据基因突变发生的原因，可将基因突变分为自发突变和诱发突变两类。

（一）自发突变

自发突变是在自然条件下，未经任何人工处理而发生的突变。突变的发生，可能是自然环境中的各种物理、化学及生物等因素引起的。例如，人类单基因遗传病大部分都是自发突变的结果。

（二）诱发突变

诱发突变是指经过特殊的人工处理所产生的突变。凡是能够诱发基因突变的各种内外环境因素，称为诱变剂，主要分为物理因素、化学因素和生物因素等。

1. 物理因素　紫外线照射可引发细胞内遗传物质损伤。一定强度、剂量的射线（如 X 射线、

γ射线和快中子等）或电磁波辐射击中遗传物质，也可引发遗传物质内部的辐射化学反应，导致染色体和DNA分子多核苷酸链的断裂性损伤。断裂的染色体或DNA序列片段发生重排，造成染色体结构的畸变。

2. 化学因素　在人类的生存环境中有许多化学物质可诱发基因突变。例如，烟熏或腌制食品中的亚硝酸盐，霉变花生及其他粮食中的黄曲霉素，临床上使用的某些药物（如氮芥、氯丙嗪、甲丙氨酯），农业生产中大量使用的杀虫剂、除草剂、植物生长调节剂等都可引起基因突变。

3. 生物因素　在生物因素中，病毒诱发基因突变的影响最大，如麻疹病毒、风疹病毒、流感病毒、腺病毒等感染均可引起基因突变。

三、基因突变的分子机制

DNA分子中核苷酸序列的变化是基因突变的基础，突变的主要方式有碱基置换、移码突变和整码突变。

（一）碱基置换

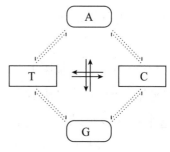

转换　　…………　颠换

图 3-15　碱基转换与颠换

碱基置换是指DNA分子中某个碱基被另一个碱基所取代。其中，同类碱基（嘧啶与嘧啶、嘌呤与嘌呤）的互换称为转换；不同类碱基（嘧啶与嘌呤）的替换称为颠换（图3-15）。

碱基置换可引起遗传密码的改变，从而影响多肽链氨基酸的种类或顺序。在自然界中的基因突变中，转换多于颠换。根据碱基置换对密码子影响的不同，可将碱基置换引起的基因突变分为四种主要类型：同义突变、错义突变、无义突变和终止密码突变。

1. 同义突变　如果一个密码子因碱基置换变为另一个密码子，改变后和改变前的密码子所决定的氨基酸相同，这种突变称为同义突变，对生物的性状特征不会造成任何改变（图3-16）。

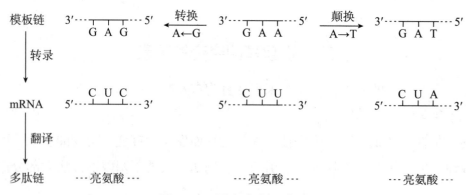

图 3-16　同义突变示意图

2. 错义突变　DNA分子中单个碱基被置换后，其所在的三联体密码子变化为编码另一种氨基酸的密码子，导致多肽链中氨基酸发生改变（图3-17）。错义突变会产生异常蛋白质，人类的异常血红蛋白多由错义突变引起。

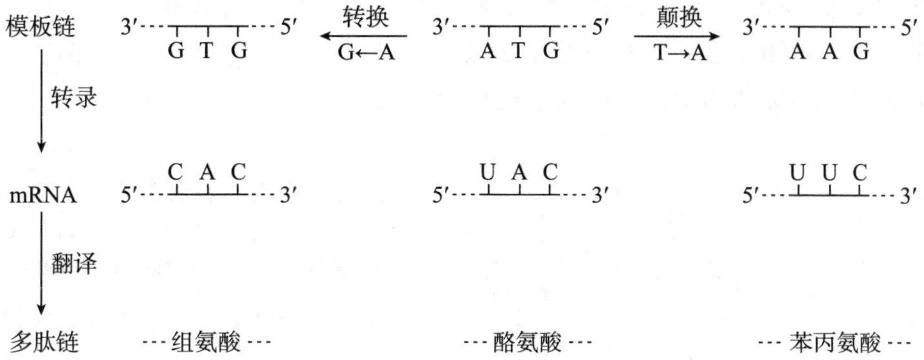

```
模板链  3′━┳━┳━┳━5′  ←转换━  3′━┳━┳━┳━5′  ━颠换→  3′━┳━┳━┳━5′
          G T G        G←A       A T G       T→A       A A G
    │转录
    ↓
mRNA  5′━┳━┳━┳━3′          5′━┳━┳━┳━3′          5′━┳━┳━┳━3′
          C A C                U A C                U U C
    │翻译
    ↓
多肽链   ···组氨酸···            ···酪氨酸···            ···苯丙氨酸···
```

图 3-17　错义突变示意图

3. 无义突变　DNA 分子中单个碱基被置换后，导致原密码子改变为终止密码子（UAA、UAG、UGA），多肽链合成提前终止，这种突变称为无义突变。无义突变可产生不完全、没有活性的多肽链，多数没有正常功能（图 3-18）。

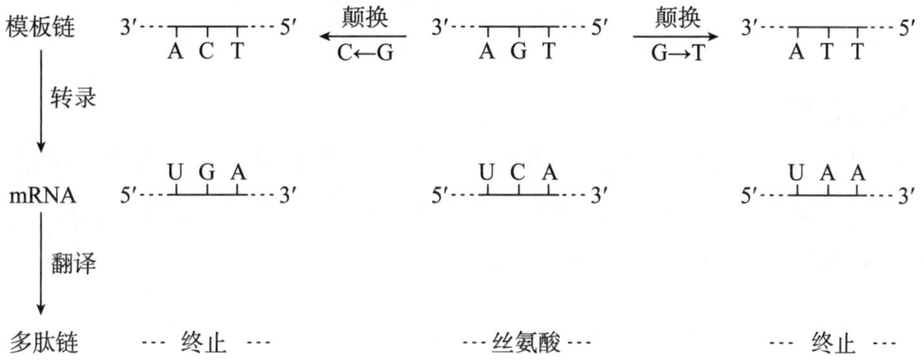

```
模板链  3′━┳━┳━┳━5′  ←颠换━  3′━┳━┳━┳━5′  ━颠换→  3′━┳━┳━┳━5′
          A C T        C←G       A G T       G→T       A T T
    │转录
    ↓
mRNA  5′━┳━┳━┳━3′          5′━┳━┳━┳━3′          5′━┳━┳━┳━3′
          U G A                U C A                U A A
    │翻译
    ↓
多肽链   ··· 终止 ···            ···丝氨酸···            ··· 终止 ···
```

图 3-18　无义突变示意图

4. 终止密码突变　遗传密码中的终止密码子发生单个碱基置换，变成编码某一氨基酸的密码子时，多肽链的合成将继续进行下去，直至遇到下一个终止密码子方可停止，结果产生过长的异常肽链，又称为延长突变（图 3-19）。

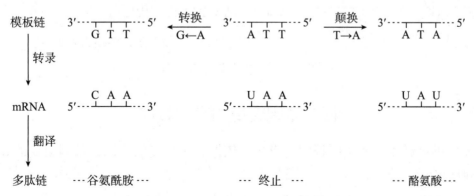

```
模板链  3′━┳━┳━┳━5′  ←转换━  3′━┳━┳━┳━5′  ━颠换→  3′━┳━┳━┳━5′
          G T T        G←A       A T T       T→A       A T A
    │转录
    ↓
mRNA  5′━┳━┳━┳━3′          5′━┳━┳━┳━3′          5′━┳━┳━┳━3′
          C A A                U A A                U A U
    │翻译
    ↓
多肽链  ···谷氨酰胺···           ··· 终止 ···            ···酪氨酸···
```

图 3-19　终止密码突变示意图

（二）移码突变

移码突变是指 DNA 分子上插入或缺失一个、两个或多个碱基时，导致插入点下游的碱基发生位移、遗传密码重新组合，引起插入点或缺失点及其以后的多肽链的氨基酸种类和排列顺序的改变（图 3-20），最终形成异常蛋白质，扰乱细胞的正常生理功能。移码突变可造成终止密码子的提前或延后，使多肽链缩短或延长。

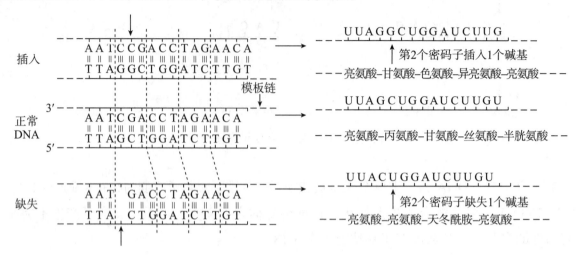

图 3-20　移码突变示意图

（三）整码突变

整码突变是指在 DNA 分子上插入或缺失一个或几个密码子，导致密码子增加或减少一个或几个，引起多肽链氨基酸增加或减少一个或几个，变化点的前后氨基酸不发生变化。这种突变又称为密码子插入或密码子缺失（图 3-21）。

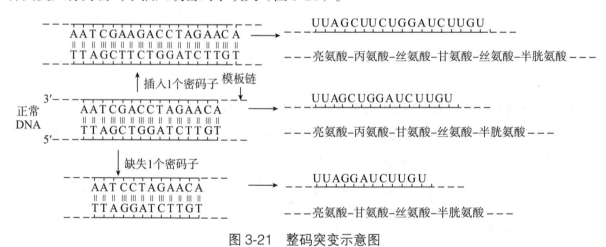

图 3-21　整码突变示意图

四、基因突变的表型效应

基因突变可对机体造成不同程度的影响。依据影响程度的不同，基因突变的表型效应分为以下几种情况。

（一）对机体不产生可察觉的效应

例如，同义突变，基因虽有突变，但突变前后的蛋白质完全相同。

（二）造成正常人体的遗传学差异

例如，ABO 血型。在人类进化过程中，由 i 基因突变形成了 I^A、I^B 基因，构成了人类

ABO 血型系统。不同的人可以表现为 A、B、AB 或 O 型血，但一般对机体无影响。

（三）产生有利于机体生存的积极效应

例如，非洲人血红蛋白的 HbS 突变基因杂合子比正常的 HbA 纯合子的个体更具有抗恶性疟疾的能力，有利于个体生存。

（四）引起遗传性疾病

基因突变多数对生物体是有害的，严重的致死突变可导致死胎、自然流产或出生后夭折，实际上也是自然选择的结果。一个健康人至少带有 5 ～ 6 个处于杂合状态的有害突变，这些突变如处于纯合子状态时就会产生有害后果。

自 测 题

A₁ 型题

1. 关于转录描述正确的是（　　）
    A. 以 DNA 为模板合成 RNA 的过程
    B. 以 DNA 为模板合成 DNA 的过程
    C. 以 RNA 为模板合成 RNA 的过程
    D. 以 RNA 为模板合成 DNA 的过程
    E. 以 mRNA 为模板合成蛋白质的过程

2. 核酸分子中多个单核苷酸的连接方式是（　　）
    A. 糖苷键
    B. 肽键
    C. 磷酸二酯键
    D. 氢键
    E. 离子键

3. 生物体内各组织细胞所含有的遗传物质均相同，其根本原因是（　　）
    A. 全部细胞均来源于同一细胞
    B. 体细胞分裂时同源染色体分离
    C. DNA 的复制
    D. 全部细胞均来源于同一个性细胞
    E. DNA 的转录

4. 以 mRNA 为模板指导蛋白质合成的过程称为（　　）
    A. 转录　　　B. 复制　　　C. 翻译
    D. 反转录　　　E. 以上均不对

5. 维持 DNA 双螺旋结构稳定的化学键是（　　）
    A. 磷酸二酯键　　　B. 盐键
    C. 氢键　　　D. 糖苷键
    E. 肽键

6. DNA 的多样性和特异性是由于（　　）
    A. DNA 具有特殊的双螺旋结构
    B. DNA 是一种高分子化合物
    C. DNA 能自我复制
    D. DNA 碱基排列顺序不同
    E. DNA 能互补合成 RNA

7. 基因的化学本质主要是（　　）
    A. 蛋白质　　　B. DNA　　　C. 糖类
    D. 脂类　　　E. RNA

8. 关于真核细胞的基因结构，以下说法正确的是（　　）
    A. 基因的编码区一般是连续的
    B. 每一个基因中的外显子和内含子数目相同
    C. 不同基因的内含子数目相同
    D. 不同基因的外显子数目相同
    E. 不同基因的外显子和内含子数目不相同

9. 下列关于基因的叙述错误的是（　　）
    A. 所有 DNA 分子片段都是基因

B. DNA 分子片段不一定是基因

C. 是具有遗传效应的 DNA 分子片段

D. 可发生突变

E. 能自我复制

10. 组成 DNA 的碱基不包括（　　）

A. A　　　B. T　　　C. G　　　D. C　　　E. U

11. 基因表达时，遗传信息的主要流动方向是（　　）

A. RNA → DNA →蛋白质

B. tRNA → mRNA →蛋白质

C. DNA → tRNA →蛋白质

D. mRNA → tRNA →蛋白质

E. DNA → RNA →蛋白质

12. DNA 中的一个碱基对发生置换后，导致蛋白质中的氨基酸也发生改变，这种突变称为（　　）

A. 中性突变　　　　　　B. 同义突变

C. 终止密码突变　　　　D. 错义突变

E. 移码突变

13. 在 DNA 编码序列中一个嘌呤碱基被另一个嘧啶碱基替代，这种突变称（　　）

A. 转换　　　　　　　　B. 颠换

C. 移码突变　　　　　　D. 动态突变

E. 片段突变

14. 人的 ABO 血型是由 i、I^A 和 I^B 三个基因决定的，推测基因 I^A 和 I^B 由基因 i 突变而来，这说明基因突变具有（　　）

A. 多向性　　　　　　B. 可逆性　　　　C. 有害性

D. 随机性　　　　　　E. 重复性

15. DNA 编码序列中插入或缺失 1～2 个碱基可能导致（　　）

A. 一个基因的全部密码子改变

B. 改变点以前的密码子改变

C. 改变点及以后的密码子改变

D. 改变点的密码子改变

E. 改变点前后相邻的几个密码子改变

16. 下列碱基替代中属于转换的是（　　）

A. A ←→ C　　　　　　B. T ←→ A

C. G ←→ T　　　　　　D. C ←→ G

E. T ←→ C

17. DNA 编码序列中插 1 个三联体碱基（AAA）可能导致（　　）

A. 一个基因的全部密码子改变

B. 改变点及以前的密码子改变

C. 改变点及以后的密码子改变

D. 改变点的密码子改变

E. 在插入点多出一个密码子，其他密码子不会改变

（季静勇）

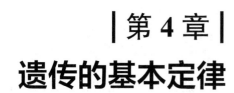

|第 4 章|
遗传的基本定律

遗传和变异是生命的基本特征之一,人类对生物的遗传和变异现象很早就有所认识,但是直到奥地利遗传学家孟德尔和美国遗传学家摩尔根通过大量的遗传实验,才在前人的基础上发现了遗传的三大基本定律,这三大定律奠定了遗传学的基础。

第 1 节　遗传学常用术语与符号

一、遗传学常用术语

1. 性状　指生物体所具有的形态结构特点与生理生化特征的总称,如豌豆种子的形状、花的颜色,人的肤色、头发的形状等。

2. 相对性状　指同一性状在同种生物不同个体间的相对差异,如豌豆种子的形状有圆滑、皱缩之分,圆滑与皱缩是一对相对性状;人的眼皮有双眼皮、单眼皮之分,双眼皮与单眼皮是一对相对性状等。一些常见的人类相对性状:有耳垂与无耳垂、直发与卷发、有酒窝和无酒窝、秃顶和非秃顶、长睫毛与短睫毛、蓝眼与褐眼、左撇子与右撇子、能卷舌与不能卷舌等。

3. 亲本　指参与杂交过程的雄性与雌性个体。

4. 基因座　指基因在染色体上所占的位置,又称基因座位。

5. 显性性状　指在杂合状态下能表现出来的亲本性状,如豌豆种子的圆滑。

6. 隐性性状　指在杂合状态下不能表现出来的亲本性状,如豌豆种子的皱缩。

7. 性状分离　指亲代的一对相对性状在子二代的不同个体中可分别表现出来的现象。

8. 显性基因　指控制显性性状的基因,通常用大写英文字母表示,如 A、R、Y 等。

9. 隐性基因　指控制隐性性状的基因,通常用小写英文字母表示,如 a、r、y 等。

10. 等位基因　指位于同源染色体的相同基因座上,控制相对性状的一对基因,如 A 与 a 是一对等位基因,R 与 r 是一对等位基因。

11. 复等位基因　指一对特定的基因座上在群体中有三种或三种以上的基因形式,但每个个体只有其中任意两个。

12. 表现型　指生物个体表现出来的性状,简称表型,通常用文字说明,如豌豆种子的圆滑、皱缩。

13. 基因型　指控制生物表现型的基因组成,通常用英文字母表示。例如,表现型为圆滑的纯种亲本豌豆,基因型为 RR;表现型为皱缩的纯种亲本豌豆,基因型为 rr;表现型为圆滑的杂合体豌豆,基因型为 Rr。

14. 纯合体　指控制某一表型的一对基因彼此相同的个体,如基因型为 RR、rr 的个体。

15. 杂合体　指控制某一表型的一对基因彼此不相同的个体,如基因型为 Rr 的个体。

16. 测交　指用杂合体与纯合隐性亲本进行杂交以检测杂合体基因型的方法。

考点　遗传学常用术语

二、遗传学常用符号

遗传学中常用的符号见图 4-1。

P—亲本　　　　　　　×—杂交

F_1—子一代　　　　　　F_2—子二代

⊗—自交　　　　　　　G—生殖细胞（配子）

♀—雌性（配子）　　　♂—雄性（配子）

图 4-1　遗传学常用符号

第 2 节　分 离 定 律

医者仁心

遗传学之父——孟德尔

　　孟德尔出身贫寒却勤奋好学。1856 年，孟德尔开始了长达 8 年的豌豆杂交实验，他先从 34 个品种的豌豆中挑选出 22 个品种用于实验，对不同代豌豆的性状和数目进行观察、计数和分析。除豌豆外，他还对其他植物如玉米、紫罗兰和紫茉莉等做了大量的类似研究，以期证明他发现的遗传定律对大多数植物都是适用的。1865 年，孟德尔将自己的研究成果整理成论文《植物杂交试验》发表，但当时未引起人们重视。直到孟德尔逝世 16 年后，他的发现才被学术界认可，他也被尊为遗传学之父。孟德尔揭示遗传基本定律的曲折过程表明，任何一项科学研究成果的取得，不仅需要严谨求实的科学态度和正确的研究方法，还需要坚忍的意志和持之以恒的探索精神。

一、性状的分离现象

　　孟德尔选取了豌豆作为实验研究对象，豌豆有三个特点：①具有稳定可分的性状；②闭花授粉；③成熟后籽粒留在豆荚中。

　　实验中，孟德尔选择了豌豆的 7 对相对性状进行遗传实验研究。这些相对性状包括：①种子的形状，圆滑与皱缩；②子叶的颜色，黄色与绿色；③种皮的颜色，灰色与白色；④豆荚形状，饱满与皱缩；⑤豆荚的颜色，绿色与黄色；⑥花的位置，腋生与顶生；⑦茎的高度，高茎与矮茎。孟德尔用纯种的高茎豌豆与纯种的矮茎豌豆进行杂交，子一代（F_1）全部为高茎豌豆。具有相对性状的双亲杂交后，F_1 中所表现出来的亲本性状称为显性性状（如高茎）。相反，F_1 中不表现出来的亲本性状称为隐性性状（如矮茎）。接着，孟德尔将 F_1 豌豆播种生长，让其自交，结果所产生的子二代（F_2）中，有高茎的，也有矮茎的，这种在 F_2 中出现不同性状的现象称为性状分离现象。经过统计发现，在 F_2 的 1046 株中，高茎豌豆 787 株，矮茎豌豆 277 株，高茎豌豆与矮茎豌豆之比为 2.84：1，接近 3：1（图 4-2）。其他 6 对相对性

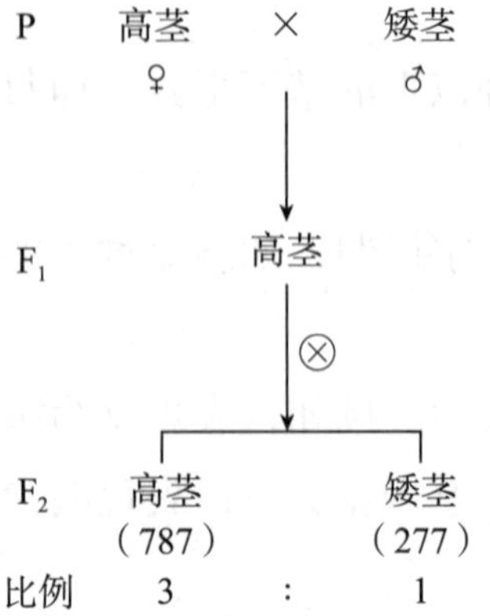

P　　高茎　　×　　矮茎

♀　　　　　　　♂

F_1　　　　　高茎

⊗

F_2　　高茎　　　　矮茎

（787）　　　　（277）

比例　　3　：　　1

图 4-2　高茎豌豆与矮茎
豌豆杂交图解

状的杂交实验也得到了相同的结果（表 4-1）。

表 4-1 孟德尔豌豆杂交实验结果

性状类别	亲代相对性状	F₁性状表现	F₂性状表现		
			显性性状	隐性性状	比率
子叶颜色	黄色 × 绿色	黄色	6022	2001	3.01：1
种子形状	圆滑 × 皱缩	圆滑	5474	1850	2.96：1
豆荚形状	饱满 × 皱缩	饱满	882	299	2.95：1
豆荚颜色	绿色 × 黄色	绿色	428	152	2.82：1
花的位置	腋生 × 顶生	腋生	651	207	3.14：1
种皮颜色	灰色 × 白色	灰色	705	224	3.15：1

二、对分离现象的解释

根据实验结果，孟德尔提出了如下假设：①遗传性状是由遗传因子控制的；②遗传因子在体内是成对存在的；③在形成生殖细胞时，每对遗传因子要彼此分开，分别进入到生殖细胞中，每个生殖细胞只能得到每对遗传因子中的一个；④雌、雄生殖细胞的结合是随机的。孟德尔假设中的遗传因子，在 1909 年被丹麦生物学家约翰逊提出的基因概念取代。

性状由基因决定，高茎与矮茎是豌豆的一对相对性状，高茎为显性性状，基因为 A，矮茎为隐性性状，基因为 a。若假设成立，亲本（P）纯合体高茎豌豆的基因型应为 AA，矮茎豌豆的基因型应为 aa。F₁ 的基因型应为 Aa，表现型为高茎。F₁ 则产生了两种数目相等的配子——A 和 a。F₁ 自交（基因型相同的个体间的交配）后，F₂ 就会出现三种基因型 AA、Aa、aa，分离比为 1：2：1。其中 AA、Aa 的表现型为高茎，aa 的表现型为矮茎，表现型高茎与矮茎之比为 3：1，与实验结果一致（图 4-3）。

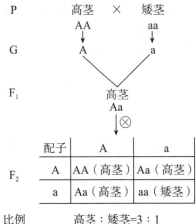

图 4-3 高茎豌豆与矮茎豌豆遗传分析图解

考点 性状分离现象

三、对分离现象的验证

一种假设是否成立，不但要能解释已经发生的实验结果，还要能够预测未发生的实验结果。为此，孟德尔设计了一个验证实验，即测交。测交是指用基因型未知的杂合体与隐性纯合亲本进行杂交，用以测定杂合体基因型的方法。如假设成立，当用 F₁ 高茎豌豆（Aa）与隐性纯合矮茎豌豆（aa）进行杂交，由于 F₁ 可形成含 A 和 a 两种数目相等的配子，隐性亲本只能产生一种含 a 的配子，配子结合必将形成 Aa 和 aa 两种合子，发育成高茎和矮茎两种表现型的后代，并且数目相等（图 4-4）。

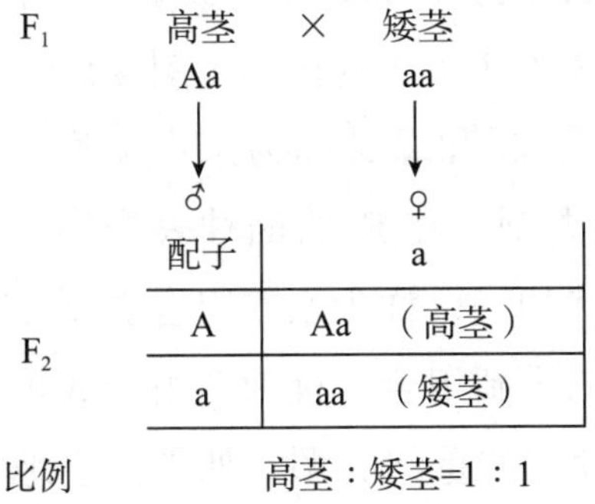

图 4-4 豌豆测交实验图解

四、分离定律的实质与细胞学基础

孟德尔随后的实验结果和上述理论分析完全一致，从而证明了假设的成立。由此总结出分离定律，又称孟德尔第一定律，即成对的等位基因在杂合状态下独立存在，互不影响；在形成生殖细胞时，等位基因彼此分离，分别进入不同的配子中，形成两种数目相等的配子。

分离定律适用于解释生物界一对等位基因控制的一对相对性状的遗传现象，如人类某些受一对等位基因控制的正常性状及遗传病的遗传方式都符合分离定律。

染色体是基因的载体，等位基因位于同源染色体上。在配子形成过程中，同源染色体彼此分离，分别进入不同的配子中，这是分离定律的细胞学基础。

考点 分离定律的实质与细胞学基础

> **链接**
>
> #### 分离定律在优生中的应用
>
> 人类的某些遗传病是受隐性基因控制的，当两个致病的隐性基因出现在同一个体时，即个体为隐性纯合体时致病。凡亲缘关系近的男女，由于多数基因来自同一祖先，如果婚配生育，很容易使原本处于杂合状态的相同的隐性致病基因都传给后代，使后代纯合致病。所以我国2021年1月1日起实施的《中华人民共和国民法典》明确规定，直系血亲或者三代以内的旁系血亲禁止结婚。

第3节 自由组合定律

以分离现象为基础，孟德尔又对两对及两对以上相对性状的遗传进行了实验研究，总结出了自由组合定律。

一、性状的自由组合现象

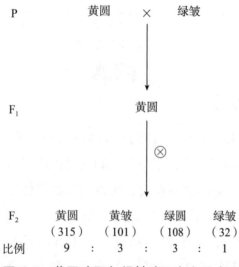

图 4-5 黄圆豌豆与绿皱豌豆杂交示意图

孟德尔选取了豌豆的两对相对性状进行分析。用纯种的子叶黄色、种子形状为圆滑（简称黄圆）的豌豆和子叶绿色、种子形状皱缩（简称绿皱）的豌豆进行杂交，F_1 全是黄圆豌豆。接着，孟德尔用 F_1 黄圆豌豆自交，得到 F_2 共 556 粒种子，分四种类型：黄圆（315 粒）、黄皱（101 粒）、绿圆（108 粒）、绿皱（32 粒），接近 9∶3∶3∶1 的比例（图 4-5）。在 F_2 这四种表现型中，黄圆和绿皱称为亲本类型，黄皱和绿圆称为重组合类型。在 F_2 的四种表型中，黄圆与绿皱和亲本的性状相同，称为亲本组合类型，黄皱与绿圆是亲本性状的重新组合，称为新组合或重组类型。此现象表明 F_2 中不仅有亲本类型，并且出现了亲本没有的重组类型。如果独立地分析每对相对性状，发现其遗传现象仍符合分离定律。

黄色∶绿色＝（315+101）∶（108+32）=416∶140=2.97∶1≈3∶1

圆滑∶皱缩＝（315+108）∶（101+32）=423∶133=3.18∶1≈3∶1

如果将两对相对性状同时进行分析，则出现了性状的自由组合现象，且各表型间的比值约为 9∶3∶3∶1，那么应该如何解释这一现象呢？

二、对自由组合现象的解释

孟德尔认为含有多对遗传因子（等位基因）的个体，在形成生殖细胞时，每对遗传因子（等位基因）都要彼此分开，不同对的等位基因以均等的机会自由组合到生殖细胞中去，这就是自由组合定律。

上述两对相对性状的遗传分别受一对等位基因控制，用 Y、y 表示一对分别控制子叶颜色黄色与绿色的等位基因，用 R、r 表示另一对分别控制种子形状圆滑与皱缩的等位基因。因此，纯合黄圆亲本的基因型为 YYRR，纯合绿皱亲本的基因型为 yyrr。根据分离定律，在形成配子时，黄圆亲本（YYRR）与绿皱亲本（yyrr）分别产生含 YR 与含 yr 的配子。两种配子结合形成 F_1，基因型为 YyRr，表现型为黄圆。F_1 自交产生配子时，等位基因 Y 与 y、R 与 r 彼此分离，同时非等位基因自由组合，分别进入到不同的配子中，即 Y 与 R、Y 与 r、y 与 R、y 与 r 有相同的概率组合在一起，形成数量相等的四种配子：YR、Yr、yR、yr。受精时，这四种类型的雌雄配子随机结合出现 16 种组合方式，形成 9 种基因型，4 种表现型的 F_2，4 种表现型的数量比例约为 9∶3∶3∶1（图 4-6）。

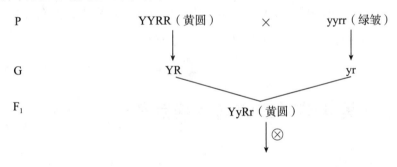

配子	YR	Yr	yR	yr
YR	YYRR（黄圆）	YYRr（黄圆）	YyRR（黄圆）	YyRr（黄圆）
Yr	YYRr（黄圆）	YYrr（黄皱）	YyRr（黄圆）	Yyrr（黄皱）
yR	YyRR（黄圆）	YyRr（黄圆）	yyRR（绿圆）	yyRr（绿圆）
yr	YyRr（黄圆）	Yyrr（黄皱）	yyRr（绿圆）	yyrr（绿皱）

比例　　黄圆∶黄皱∶绿圆∶绿皱=9∶3∶3∶1

图 4-6　黄圆豌豆与绿皱豌豆遗传分析图解

考点　性状的自由组合现象

三、对自由组合现象的验证

为证实自由组合假设的正确性，孟德尔仍用测交实验加以验证。他用 F_1 黄色圆滑豌豆

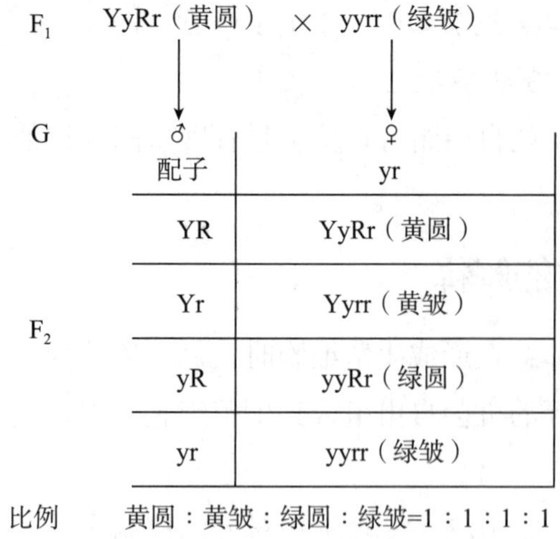

F₁　YyRr（黄圆）　×　yyrr（绿皱）

配子	yr
YR	YyRr（黄圆）
Yr	Yyrr（黄皱）
yR	yyRr（绿圆）
yr	yyrr（绿皱）

比例　黄圆：黄皱：绿圆：绿皱=1：1：1：1

图 4-7　豌豆测交实验图解

（YyRr）与隐性纯合绿色皱缩豌豆（yyrr）进行杂交。根据等位基因相互分离，非等位基因自由组合的假设，F₁ 将产生 4 种数量相等的配子：YR、Yr、yR、yr。而绿皱豌豆只产生一种配子：yr。雌雄配子随机结合后，后代将出现四种表现型，即黄圆（YyRr）、黄皱（Yyrr）、绿圆（yyRr）、绿皱（yyrr），而且其比值为 1：1：1：1（图 4-7）。测交实验结果与预期完全一致，从而证实了假设的正确性。

考点　含多对等位基因的个体配子的产生

四、自由组合定律的实质与细胞学基础

孟德尔根据上述实验结果总结出自由组合定律的实质：位于非同源染色体上的两对或两对以上的基因，在形成配子时，等位基因彼此分离，非等位基因自由组合，进入到不同的配子中。

自由组合定律适用于解释生物体两对或两对以上相对性状的遗传，且控制这两对或两对以上相对性状的基因分别位于不同的同源染色体上。等位基因位于同源染色体上，而非等位基因位于非同源染色体上。在减数分裂形成配子的过程中，同源染色体相互分离，非同源染色体随机自由组合，进入不同配子中，是自由组合定律的细胞学基础。

考点　自由组合定律的实质与细胞学基础

第 4 节　连锁与互换定律

案例 4-1

　　指甲 - 髌骨综合征（nail-patella syndrome，甲髌综合征）是一种以指甲和髌骨发育异常或缺如为特征的综合征。AB 型血的甲髌综合征患者与 O 型血的正常人婚配后，子女出现甲髌综合征的都是 A 型血，正常人都是 B 型血。
思考： 1. 甲髌综合征和 ABO 血型的传递规律能否用自由组合定律解释？
　　2. 从本案例中大家能得到什么启示？

孟德尔提出的分离定律和自由组合定律在得到遗传学界的公认之后，受到了广泛关注。许多生物学家开始用其他动植物为遗传实验材料，进行两对相对性状的杂交实验。但他们在实验中发现，并不是所有的结果都与自由组合定律吻合。1910 年，美国遗传学家摩尔根利用果蝇作实验材料，进行大量的杂交实验，不仅证实了分离定律和自由组合定律，而且以此为基础提出了连锁与互换定律。

摩尔根的创新思维

摩尔根（T. H. Morgan，1866—1945）是美国进化生物学家、遗传学家和胚胎学家，现代实验生物学奠基人。摩尔根熟悉孟德尔遗传定律，但从一开始就很怀疑这些理论。他曾用白腹黄侧的家鼠与野生型杂交，得到的结果五花八门。与此同时，他开始用果蝇进行诱发突变的实验。1910 年 5 月，他的妻子发现了一只奇特的雄蝇，它的眼睛不像同胞姐妹那样是红色，而是白色的。摩尔根极为珍惜这只果蝇，将其与一只正常的红眼雌蝇交配，留下了突变基因，以后繁衍成了一个大家系。他进一步观察，发现子二代的白眼果蝇全是雄性，这说明控制性状（白）的遗传因子和控制性别（雄）的遗传因子是连锁在一起的。摩尔根根据此实验结果，最终发现了生物界的第三个遗传定律——连锁与互换定律。

一、完 全 连 锁

果蝇体型小、生命力强、世代交替短，而且相对性状差异明显，是理想的遗传学研究材料。在实验过程中，摩尔根等发现果蝇有野生型和突变型两种，野生型果蝇身体为灰色，翅膀很长，而突变型果蝇身体为黑色，翅膀残缺。将纯合的灰身长翅（BBVV）果蝇和黑身残翅（bbvv）果蝇进行杂交，得到的子一代（F_1）全是灰身长翅（BbVv）。这说明，果蝇身体的灰色（B）对黑色（b）是显性，长翅（V）对残翅（v）是显性。然后用子一代（F_1）灰身长翅（BbVv）雄果蝇和黑身残翅（bbvv）雌果蝇进行测交，根据自由组合定律，测交的后代（F_2）应该出现 4 种类型：灰身长翅（BbVv）、灰身残翅（Bbvv）、黑身长翅（bbVv）、黑身残翅（bbvv），并且成 1∶1∶1∶1 的比例。然而，实验结果却大相径庭，子一代（F_1）灰身长翅（BbVv）果蝇与黑身残翅（bbvv）果蝇测交后，只出现了灰身长翅（BbVv）和黑身残翅（bbvv）两种类型，且比例为 1∶1，各占 50%。

为什么会出现这种结果呢？按照自由组合定律，F_1 灰身长翅（BbVv）雄果蝇应该产生 4 种精子——BV、Bv、bV、bv，比例为 1∶1∶1∶1，F_1 黑身残翅（bbvv）雌果蝇产生 1 种卵细胞 bv，通过受精作用形成 F_2，应该出现灰身长翅（BbVv）∶灰身残翅（Bbvv）∶黑身长翅（bbVv）∶黑身残翅（bbvv）＝ 1∶1∶1∶1 的情况。然而实验结果表明，F_1 灰身长翅（BbVv）雄果蝇只产生了数量相等的 BV 和 bv 两种精子，从而使得 F_2 最终只出现数量相等的灰身长翅（BbVv）和黑身残翅（bbvv）两种类型。为了解释上述情况，摩尔根进行了大胆的假设。他认为，控制这两对相对性状的基因位于同一对同源染色体上，灰色（B）基因和长翅（V）基因位于一条染色体上，黑色（b）基因和残翅（v）基因位于另一条染色体上。这样，在形成精子的过程中，BV 和 bv 只能随着各自所在的染色体进行传递，而不能进行基因间的自由组合。因此，只能形成数量均等的 BV 和 bv 两种精子，与 bv 的卵细胞受精后，最终也只能形成灰身长翅（BbVv）和黑身残翅（bbvv）两种类型，比例为 1∶1（图 4-8）。

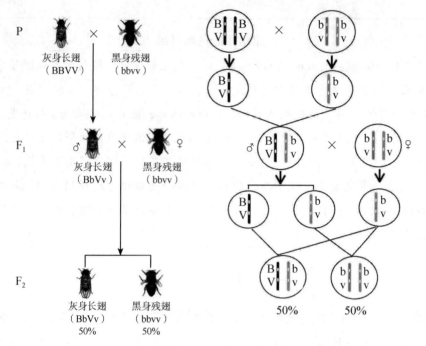

图 4-8　果蝇的完全连锁现象及其遗传分析图解

当两对或两对以上基因位于同一对染色体上时，在形成配子的过程中，同一条染色体上的不同基因连在一起不分离，这种现象称为连锁。如果连锁的基因作为一个整体传递给后代，不发生基因互换，使得测交后代完全是亲本组合的现象，称为完全连锁。完全连锁现象在生物界非常少见，仅发现雄果蝇和雌家蚕有此情况，而不完全连锁现象在生物界更为普遍。

考点　完全连锁的概念及分析

二、不完全连锁

在接下来的果蝇实验中，摩尔根用子一代（F_1）灰身长翅（BbVv）雌果蝇和黑身残翅（bbvv）雄果蝇进行测交，结果出现了灰身长翅（BbVv）、黑身残翅（bbvv）、灰身残翅（Bbvv）、黑身长翅（bbVv）4种类型，但没有出现1：1：1：1的比例。产生的4种类型中，前2种与亲本性状相同的，称为亲本组合，各占41.5%，后2种与亲本性状不同，称为重新组合，各占8.5%。上述实验结果既与雄果蝇的完全连锁不同，又无法用自由组合定律进行解释。

如何解释这一实验结果呢？摩尔根提出，基因的连锁关系不是绝对的，少数情况下也可能发生改变。在F_1灰身长翅（BbVv）雌果蝇的卵细胞形成过程中，大多数情况下B和V、b和v分别保持原有的连锁关系；而少数情况下，由于减数分裂过程中同源染色体部分片段发生交换，使得原连锁的BV和bv之间发生互换，导致基因重新组合，从而形成了Bv和bV两种新的卵细胞。这样，F_1灰身长翅（BbVv）雌果蝇形成了BV、bv、Bv、bV四种卵细胞，在与黑身残翅（bbvv）雄果蝇产生的bv精子结合后，F_2出现了灰身长翅（BbVv）、黑身残翅（bbvv）、灰身残翅（Bbvv）、黑身长翅（bbVv）四种类型。由于发生染色体片段交换的细胞数量少，F_1灰身长翅（BbVv）雌果蝇产生的BV和bv数量多，Bv和bV数量少，最终F_2出现亲本组合灰身长翅（BbVv）和黑身残翅（bbvv）数量多，占83%，重新组合灰身残翅（Bbvv）和黑身长翅（bbVv）数量少，占 17%（图 4-9）。

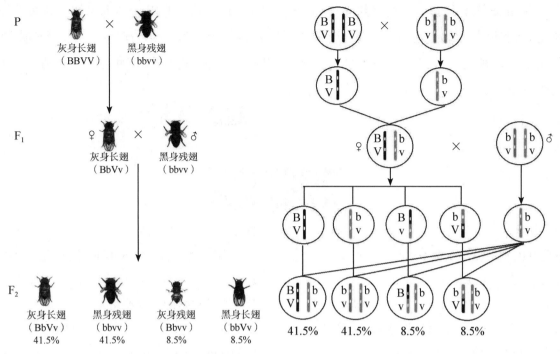

图 4-9　果蝇的不完全连锁现象及其遗传分析图解

当两对或两对以上基因位于同源染色体上时，在形成配子的过程中，同一条染色体上的基因大部分连锁传递，仅有小部分基因由于染色体片段交换而发生基因重组，这种现象称为不完全连锁。发生不完全连锁的测交后代，亲本组合类型多，重新组合类型少。

三、连锁与互换定律的应用条件

摩尔根认为，生物在形成生殖细胞的过程中，位于同一条染色体上的基因彼此不分离，作为一个整体向后代传递，彼此形成一个连锁群。一种生物所具有的连锁群数量通常与其配子中的染色体数量相当。对于人类而言，体细胞中含有的 23 对染色体，其中 22 对常染色体构成 22 个连锁群，而 X 染色体和 Y 染色体各自构成 1 个连锁群，因此女性有 23 个连锁群，男性有 24 个连锁群。而一对同源染色体上由于染色体片段交换导致基因重组，改变原有基因连锁关系，形成新的基因组合类型，使其在育种领域及医学实践中具有重要的应用价值。

需要注意的是，虽然自由组合定律和连锁与互换定律针对的都是两对或两对以上的相对性状，但是两大定律在应用条件上有着本质的区别。自由组合定律的应用条件是控制两对或两对以上相对性状的等位基因分别位于非同源染色体上。若控制两对或两对以上相对性状的等位基因位于同一对同源染色体上，则符合连锁与互换定律的应用条件，需要用连锁与互换定律进行解释。

考点　连锁与互换定律的应用条件

四、连锁与互换定律的实质与细胞学基础

在配子形成的减数分裂过程中，同源染色体发生联会，同源非姐妹染色单体之间发生交

换，这是连锁与互换定律的细胞学基础。

　　同一条染色体上的不同基因共同传递是连锁的实质，同源非姐妹染色单体由于发生交叉互换而导致基因重组是互换的实质。连锁和互换是自然界普遍存在的现象。在完全连锁中，仅存在基因连锁这一种情况；不完全连锁中，同时存在基因连锁和基因互换两种情况，但连锁仍然占主体。

考点　连锁与互换定律的实质与细胞学基础

自 测 题

A₁/A₂ 型题

1. 下列基因型中，属杂合体的是（　　　）

　　A. rr　　　　　B. RR　　　　　C. Rr

　　D. rrtt　　　　E. RRTT

2. 按自由组合定律，基因型为 AaDdRr 的个体，能产生的配子种类有（　　　）

　　A. 4 种　　　　B. 5 种　　　　C. 6 种

　　D. 7 种　　　　E. 8 种

3. AaBb 个体按自由组合定律与 Aabb 个体结合产生 aabb 基因型个体的概率为（　　　）

　　A. 1/16　　　B. 1/8　　　　C. 1/4

　　D. 1/2　　　　E. 3/8

4. 在连锁现象中，F_2 个体性状只有两种亲本组合的情况属于（　　　）

　　A. 不完全连锁　　　　　　　B. 完全连锁

　　C. 性连锁显性　　　　　　　D. 性连锁隐性

　　E. Y 连锁

5. F_1 灰身长翅雄果蝇与黑身残翅雌果蝇测交后，F_2 的表现型是（　　　）

　　A. 全是黑身残翅

　　B. 全是灰身长翅

　　C. 灰身长翅：黑身残翅 =1 : 1

　　D. 灰身长翅：黑身残翅 =2 : 1

　　E. 灰身长翅：黑身残翅 =3 : 1

6. F_1 灰身长翅雌果蝇与黑身残翅雄果蝇测交后，F_2 的表现型有（　　　）

　　A. 2 种　　　　B. 3 种　　　　C. 4 种

　　D. 5 种　　　　E. 6 种

7. 人类湿耳垢（D）对干耳垢（d）是显性，都是湿耳垢的一对夫妇婚后生了一个干耳垢的男孩，则该男孩的基因型是（　　　）

　　A. DD　　　　B. dd　　　　　C. Dd

　　D. DDdd　　　E. DdDd

8. 双眼皮（A）对单眼皮（a）是显性，惯用右手（B）对惯用左手（b）是显性，Aa 与 Bb 分别位于两对不同的同源染色体上，双亲的基因型都是 AaBb 的家庭，其子女为双眼皮且惯用右手所占的比例是（　　　）

　　A. 1/16　　　B. 1/8　　　　C. 3/16

　　D. 1/4　　　　E. 9/16

9. 人类褐色眼（D）对蓝色眼（d）是显性，有耳垂（H）对无耳垂（h）是显性，两对等位基因属独立遗传。现有一蓝色眼无耳垂的男性与一褐色眼有耳垂的女性婚配，而该女性的母亲为蓝色眼无耳垂，则（　　　）

　　A. 该女性的基因型为 DdHH

　　B. 这对夫妇后代可能出现的基因型有 4 种

　　C. 这对夫妇后代中出现褐色眼无耳垂的概率为 1/8

　　D. 这对夫妇后代可能出现的表现型有 2 种

　　E. 这对夫妇后代中出现褐色眼有耳垂的概率为 9/16

（赵　斌）

第 5 章
遗传病及人类性状的遗传方式

遗传病可按一定的方式传给后代，给人类的健康带来极大的危害，不仅造成患者及其后代的身心痛苦，也给患者家庭和社会带来沉重的负担。人类性状遗传给后代的方式因决定该性状的基因位于染色体的位置及显隐性质的不同而不同。因此，学习人类性状的遗传方式，掌握遗传病的传递特点，对于做好遗传咨询、防止出生缺陷、提高人口素质等具有重要的意义。

第 1 节　单基因遗传与单基因遗传病

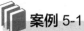 案例 5-1

　　李晓梅为一色觉正常的女孩，其父亲是红绿色盲患者，李晓梅工作两年后与一个正常男性结婚，婚后生了一个患有红绿色盲的男孩，夫妻俩想再生一个孩子，但他们又有所疑虑。

思考： 1. 红绿色盲属于什么遗传方式？

　　　　 2. 夫妻俩再生一个孩子，孩子患病情况如何？

　　单基因遗传是指某一性状或疾病受一对等位基因控制的遗传，符合孟德尔遗传定律，也称孟德尔式遗传。单基因遗传病指受一对等位基因控制而发生的疾病，简称单基因病，也称为孟德尔式遗传病。根据控制性状或疾病的基因所在染色体（常染色体或性染色体）及其性质（显性或隐性）的不同，可将单基因遗传分为常染色体显性遗传、常染色体隐性遗传、X连锁显性遗传、X连锁隐性遗传、Y连锁遗传等不同的遗传方式。

　　在医学遗传学中，常用系谱分析法来判断单基因遗传病的遗传方式。所谓系谱，也称家系图，是指从先证者（某家族中第一个被确诊患某种遗传病或具有某种遗传性状的成员）或索引病例入手，追溯调查其家族各个成员的情况（包括性别、年龄、亲属关系、死亡原因、遗传病性状等），用特定的系谱符号按一定方式绘制而成的图谱。一个完整的系谱至少要包括三代家族成员的相关信息。

考点 单基因遗传与单基因遗传病的概念

　　绘制系谱时常用的符号如图 5-1 所示。系谱分析法是根据绘制的系谱进行家系分析，对所要调查的某一疾病或性状的遗传方式做出判断，从而确定该疾病或性状的遗传方式和传递规律，预测家系各成员的基因型及再发风险。系谱分析时，应尽可能调查比较多的家庭成员，不仅要包括具有某种疾病或性状的个体，也应包括家族中的其他成员。系谱越大，反映的情况越真实客观。

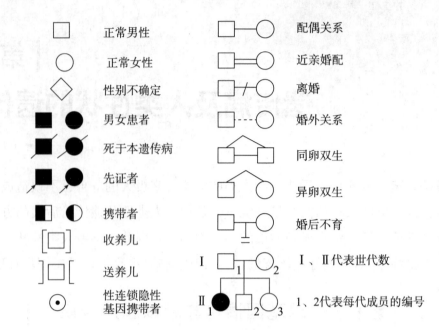

图 5-1　系谱中常用的符号

考点　常用的系谱符号

一、常染色体显性遗传

控制某种遗传性状或遗传病的基因位于常染色体上，该基因的性质是显性的，这种遗传方式称为常染色体显性遗传（AD）。由常染色体上的显性致病基因控制的疾病称为常染色体显性遗传病。在常染色体显性遗传中，如果 A 表示某种显性性状的基因，a 表示某种隐性性状的基因，杂合子 Aa 应表现出基因 A 控制的显性性状或疾病。但由于基因表达受内外环境多种复杂因素的影响，杂合子可能出现不同的表现形式。由此可将常染色体显性遗传分为以下几种不同的遗传方式。

（一）完全显性遗传

在常染色体显性遗传中，杂合子（Aa）的表现型与显性纯合子（AA）的表现型完全相同，称为完全显性遗传。临床上常见的完全显性遗传病有并指（趾）、短指（趾）、先天性肌强直、神经纤维瘤等。

并指（趾）为较常见的手（足）部畸形，患者两指（趾）或多指（趾）相连，可能是肌肉皮肤的连接，也可能是指（趾）骨连在一起（图 5-2）。假设 A 表示并指（趾）的致病基因，a 表示正常的等位基因，则正常指个体的基因型为 aa，患者的基因型为纯合子（AA）和杂合子（Aa），他们在表现症状上没有区别。但在临床上所见到的大多数患者都是杂合子（这是因为按照孟德尔分离定律，纯合子患者基因型中的两个 A 必然一个来自父方，一个来自母方，即父母双方都必须带有显性致病基因 A。父母均为患者的这种婚配机会很少见）。杂合子（Aa）患者与正常人（aa）婚配，后代子女中将有 1/2 概率发病（图 5-3）。

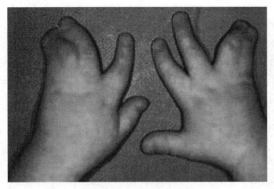

图 5-2　并指

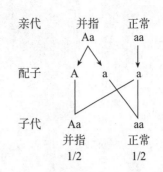

图 5-3　并指患者与正常人婚配

图 5-4 为一个并指的系谱，通过对其分析可以将常染色体完全显性遗传的特点归纳如下：①男女患病机会均等，由于致病基因位于常染色体上，性状的遗传与性别无关；②连续传递，系谱中通常连续几代均有患者出现；③患者双亲中必有一方是患者，而且常为杂合子，致病基因由患病的亲代传来；④患者的同胞和子

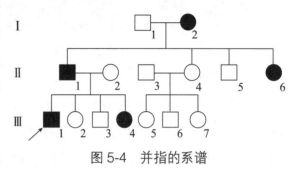

图 5-4　并指的系谱

女有 1/2 的发病可能；⑤双亲无病，子女一般不患病。只有在基因突变的情况下，才能看到双亲无病子女患病的个别病例。需要注意的是，男女发病概率均等及患者同胞、子女有 1/2 为患者的比例需要在大样本的观察中方能反映出来，在子女较少的小家庭往往不能反映出这种比例特点而出现偏差。

（二）不完全显性遗传

在常染色体显性遗传中，杂合子患者（Aa）的表现型介于显性纯合子患者（AA）和隐性纯合子正常人（aa）表现型之间，表现为他们的中间类型，即显性纯合患者病情重，杂合患者病情轻。这种遗传方式称为不完全显性遗传。不完全显性遗传的杂合子（Aa）中，显性基因 A 和隐性基因 a 的作用都得到一定程度的表达。

软骨发育不全的遗传（图 5-5）就是典型的不完全显性遗传。纯合子（AA）患者病情严重，多死于胎儿期或新生儿期。临床所见到的患者多为杂合子（Aa），患者四肢短粗，躯干较长，下肢内弯，腰椎明显前突，臀部后突，手指粗短，各指平齐，具特殊面容（头大、前额突出、鼻梁塌陷、下颏突出），身高在 130cm 左右。隐性纯合子（aa）为健康人。两个杂合子（Aa）患者婚配后，后代中显性纯合子患者、杂合子患者、正常人的比例为 1 : 2 : 1，即子女中将有 1/4 的概率为显性纯合子患者（AA），1/2 为杂合子患者（Aa），1/4 为正常人（aa）（图 5-6）。此外，还有家族性高胆固醇血症、β- 地中海贫血、苯硫脲（PTC）味觉障碍等的遗传也属于不完全显性遗传。

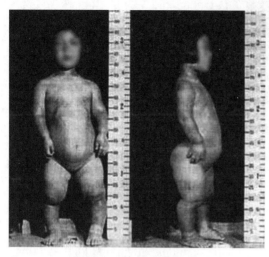

图 5-5　软骨发育不全

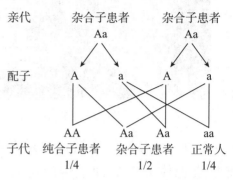

图 5-6　软骨发育不全杂合子婚配图解

（三）共显性遗传

一对等位基因彼此没有显隐性的区别，在杂合子状态下，两种基因的作用都得到完全表达，分别独立产生基因产物，这种遗传方式称为共显性遗传。人类 ABO 血型系统中 AB血型的遗传就是共显性遗传的实例。ABO 血型的基因位于 9q34 上，由三个复等位基因即I^A、I^B 和 i 所决定。I^A 决定红细胞表面产生 A 抗原；I^B 决定红细胞表面产生 B 抗原；i 决定红细胞表面既不产生 A 抗原，也不产生 B 抗原；I^A 和 I^B 对 i 为显性基因，而 I^A 和 I^B 没有显性和隐性之分，为共显性，所以基因 I^AI^B 个体表型为 AB 血型。ABO 血型分为 4 种：A、B、AB 和 O 型，而基因型有六种。它们之间的关系见表 5-1。

表 5-1　ABO 血型系统特点

血型	基因型	红细胞抗原	血清中抗体
A	I^AI^A、I^Ai	A 抗原	抗 B 抗体
B	I^BI^B、I^Bi	B 抗原	抗 A 抗体
AB	I^AI^B	A 抗原、B 抗原	—
O	ii	—	抗 A 抗体、抗 B 抗体

根据孟德尔分离定律，已知双亲血型就可以推断出子女可能出现的血型和不可能出现的血型（表 5-2），已知双亲一方和子女的血型也可以推断出双亲另一方可能有的血型和不可能有的血型。这在法医学的亲子鉴定中有一定意义。此外，人类的 MN 血型和组织相容性抗原等的遗传也呈共显性遗传。

表 5-2　双亲和子女之间 ABO 血型的遗传关系

双亲血型	子女中可能出现的血型	子女中不可能出现的血型
A×A	A，O	B，AB
A×O	A，O	B，AB
A×B	A，B，AB，O	—

续表

双亲血型	子女中可能出现的血型	子女中不可能出现的血型
A×AB	A，B，AB	O
B×B	B，O	A，AB
B×O	B，O	A，AB
B×AB	A，B，AB	O
AB×O	A，B	O，AB
AB×AB	A，B，AB	O
O×O	O	A，B，AB

考点　ABO 血型的遗传规律

（四）不规则显性遗传

带有显性基因的杂合子（Aa）个体没有表现出显性基因控制的相应性状或疾病的遗传现象称为不规则显性遗传，也称外显不全。杂合子在不同条件下，既可以表现相应的显性性状，也可以表现隐性性状，从而导致显性遗传规律出现不规则现象。这可能是受遗传因素或环境因素影响所致。在出现不规则显性的遗传病中，尽管有些杂合子个体表现正常，但由于其携带致病基因，当其与正常人婚配后，子女仍可能患病，因此系谱中可以出现隔代遗传现象。例如，多指（趾）、多囊肾、成骨不全Ⅰ型等就有不规则显性遗传现象（图 5-7）。

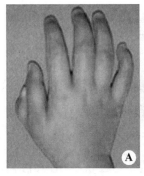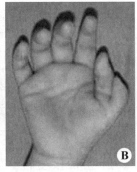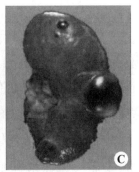

图 5-7　多指与多囊肾

A、B.多指；C.多囊肾

链接

巨人杀手——马方综合征

马方综合征，又名蜘蛛指（趾）综合征，是一种先天性遗传性结缔组织疾病，为常染色体不规则显性遗传，致病基因位于 15q21.1，发病率为 0.04‰～ 0.1‰。患者通常身材瘦高、手臂修长，手指和脚趾细长呈蜘蛛脚样，因此又叫蜘蛛人。患者常表现为骨骼畸形，全身管状骨细长；眼部典型损害为晶状体脱位；心血管病变最常见二尖瓣功能障碍、二尖瓣腱索破裂和主动脉瘤破裂，可引起过早死亡。

（五）延迟显性遗传

有些常染色体显性遗传病并非出生后即表现出来，而是到一定年龄阶段才出现症状，这种遗传现象称为延迟显性遗传，如亨廷顿病（亨廷顿舞蹈症），其致病基因位于 4p16.3。杂合子在 20 岁时只有 1% 发病，多在 30 ～ 40 岁发病，随年龄增大发病率逐渐增加，到 60 岁时发病率可达 94%。患者有进行性加重的不自主舞蹈样动作并可合并肌强直。病情严重时，可出现精神症状，如抑郁症，并伴有智力减退，最终发展成为痴呆。

另外，脊髓小脑性共济失调 1 型、遗传性血色素沉积症和家族性多发性结肠息肉病等都表现为延迟显性遗传，这些遗传病一般都是在结婚生育过子女后才逐渐发病。预防此类遗传病的发生有很大困难，故应加强婚育指导。

（六）从性遗传

决定性状的基因在常染色体上，在雌、雄性别中有不同表型的遗传现象，称为从性遗传。例如，遗传性秃顶，在人群中男性秃顶明显多于女性，杂合子男性表现秃顶，杂合子女性则不表现秃顶，但可传递给后代。又如，血色素沉着病，人群中男性发病率高于女性。男性患者血色素过多，表现为血色素在器官中沉着变色。而女性因月经、流产或妊娠等生理或病理性失血导致体内铁质减少，不易表现出症状，女性绝经期后，发病率有所增高。

考点　常染色体显性遗传的遗传方式、系谱特点

二、常染色体隐性遗传

（一）常染色体隐性遗传病的遗传特点

控制遗传性状或遗传病的基因位于常染色体上，该基因性质是隐性的，这种遗传方式称为常染色体隐性遗传（AR）。由常染色体上的隐性致病基因控制的疾病称为常染色体隐性遗传病。比较常见的常染色体隐性遗传病有先天性聋哑（AR 型）、半乳糖血症、白化病、苯丙酮尿症、尿黑酸尿症、肝豆状核变性、高度近视、先天性青光眼、镰状细胞贫血等。

在常染色体隐性遗传病中，如果 A 表示某种显性正常基因，a 表示某种隐性致病基因，则 AA 和 Aa 的个体表型正常，aa 的个体患病。杂合体 Aa 虽正常，但为致病基因的携带者（即带有致病基因但表型正常的个体）。

白化病（图 5-8）是一种较为常见的常染色体隐性遗传病，致病基因位于 11q14—q21。临床上所见患者（aa）往往是两个携带者（Aa）婚配的子女。当一对夫妇均为携带者，其所生子女有 1/4 的可能患病，在表型正常的子女中，每个个体均有 2/3 的概率是携带者（图 5-9）。

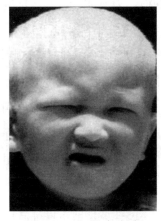

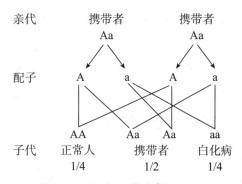

图 5-8 白化病患者　　　　图 5-9 两个携带者婚配图解

图 5-10 是一个白化病的系谱，通过系谱分析可将常染色体隐性遗传的系谱特点归纳如下：①男女患病机会均等。②不连续传递，即隔代遗传。系谱中患者的分布往往是散发的，有时甚至只能看到先证者一个患者。③患者双亲正常，但都是致病基因的携带者。患者的同胞约有 1/4 发病风险，患者表型正常的同胞中有 2/3 的可能为携带者。④近亲婚配时，子女发病风险高。这是由于他们有共同的祖先，同时具有某种相同致病基因的可能性较大。

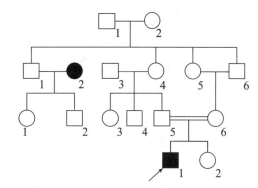

图 5-10 白化病的系谱

（二）近亲结婚及其危害

近亲结婚是指三代或三代以内有共同祖先的个体之间通婚。近亲结婚时，子女患遗传病风险比随机结婚高，这是由于他们可能带有从共同祖先继承的某种相同致病基因，他们后代基因纯合的概率比随机结婚高。

个体之间的血缘关系远近可用亲缘系数表示。两个近亲个体在某一基因座上具有相同基因的概率称为亲缘系数。根据亲缘系数的大小，可将血亲分成不同的亲属级别（表 5-3）。

表 5-3　亲属级别与亲缘系数

与先证者的亲属级别	亲缘系数
同卵双生	1
一级亲属（父母、子女、同胞兄弟姐妹）	1/2
二级亲属（祖父母 / 外祖父母、叔姑 / 舅姨、侄 / 甥、孙子女 / 外孙子女）	1/4
三级亲属（曾祖父母 / 外曾祖父母、曾孙子女 / 外曾孙子女、一级表亲）	1/8

人群中致病基因的频率很低，一般为 1/1000 ~ 1/100，而群体中携带者的频率一般在 1/500 ~ 1/50。假如某一常染色体隐性遗传病在群体中携带者的频率是 1/50，两个随机婚配

的夫妇生出患儿的可能性为：1/50×1/50×1/4=1/10 000。表兄妹生出患儿的可能性则为：1/50×1/8×1/4=1/1600，表兄妹婚配生出患儿的可能性是随机婚配的 6.25 倍。如果某一常染色体隐性遗传病在群体中携带者的频率是 1/500，两个随机婚配的夫妇生出患儿的可能性为：1/500×1/500×1/4=1/1 000 000。表兄妹生出患儿的可能性则为：1/500×1/8×1/4=1/16 000，表兄妹婚配生出患儿的可能性是随机婚配的 62.5 倍。因此，近亲婚配不仅可以增加群体中隐性遗传病的发病率，而且发病率越低的隐性遗传病近亲婚配时，其后代患病的风险越高。这也是《中华人民共和国民法典》规定直系血亲或者三代以内的旁系血亲禁止结婚的重要科学依据。

考点 常染色体隐性遗传的系谱特点；近亲结婚的危害

三、X 连锁遗传

控制遗传性状或疾病的基因位于 X 染色体上，这些基因随 X 染色体的传递而传递，这种遗传方式称为 X 连锁遗传。根据控制遗传性状或疾病的基因是显性还是隐性可将 X 连锁遗传分为 X 连锁显性遗传和 X 连锁隐性遗传两种类型。在 X 连锁遗传中，由于男性的 X 染色体只能由母亲获得，将来只能传给其女儿，所以位于 X 染色体上的男性致病基因只能从母亲获得，将来只能传给女儿，不存在从男性到男性的传递，这种遗传方式称为交叉遗传。

（一）X 连锁显性遗传

控制遗传性状或疾病的基因位于 X 染色体上，其性质是显性的，这种遗传方式称为 X 连锁显性遗传（XD）。位于 X 染色体上的显性基因控制的疾病称为 X 连锁显性遗传病，较常见的如家族性低磷酸血症佝偻病（抗维生素 D 佝偻病）、奥尔波特综合征（遗传性肾炎）、口－面－指（趾）综合征 I 型、色素失调症等。

正常女性有两条 X 染色体；而正常男性有一条 X 染色体，一条 Y 染色体。Y 染色体很小，X 染色体上的基因在 Y 染色体上没有等位基因。在 X 连锁显性遗传病中，假定突变的致病基因为 X^A，则女性的基因型有 3 种——$X^A X^A$、$X^A X^a$、$X^a X^a$，男性的基因型 2 种——$X^A Y$、$X^a Y$。其中 $X^A X^A$、$X^A X^a$ 和 $X^A Y$ 个体患病，$X^a X^a$ 和 $X^a Y$ 个体正常。由于女性有两条 X 染色体，只要其中任何一条 X 染色体带有致病基因都会发病，故人群中女患者多于男患者。不过临床上，女患者的基因型绝大多数是杂合子（$X^A X^a$），病情较男性轻，男患者病情较重。

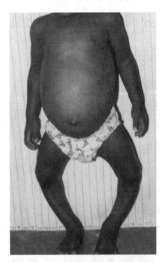

图 5-11　家族性低磷酸血症佝偻病

家族性低磷酸血症佝偻病致病基因位于 Xp22.11，患者由于肾远曲小管对磷的重吸收障碍，尿排磷酸盐增多，血磷酸盐水平降低而影响骨质钙化形成佝偻病。患者可有身体矮小、O 形腿、骨骼发育畸形、多发骨折等症状。由于用常规剂量的维生素 D 治疗不能奏效，故有抗维生素 D 佝偻病之称（图 5-11）。

图 5-12 是一个家族性低磷酸血症佝偻病的系谱，通过分析可以将 X 连锁显性遗传的特点归纳如下：①患者双亲之一必定是患者；②可看到连续传递的现象，人群中女患者多于男患者，但女患者的病情较轻；③由于交叉遗传，男患者的致病基因只传给女儿，不传给儿子。因此，系谱中男患者的女儿全部发病，儿子都正常；④女患者（杂合子）的致病基因可传给儿子和女儿，儿子和女儿各有 1/2 概率患病。

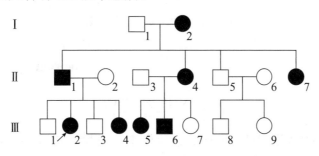

图 5-12　家族性低磷酸血症佝偻病的系谱

考点　X 连锁显性遗传的系谱特点

（二）X 连锁隐性遗传

控制遗传性状或遗传病的基因位于 X 染色体上，其性质是隐性的，并随着 X 染色体而传递，这种遗传方式称为 X 连锁隐性遗传（XR）。位于 X 染色体上的隐性基因控制的疾病称为 X 连锁隐性遗传病。较为常见的有血友病 A/B、红绿色盲、进行性假肥大性肌营养不良、葡萄糖 -6- 磷酸脱氢酶缺乏症、鱼鳞病、肾性尿崩症、莱施 – 奈恩综合征（自毁性综合征）、无脉络膜症等。

在 X 连锁隐性遗传病中，假定致病基因为 X^a，正常等位基因为 X^A，则男性基因型有两种——X^AY（正常）、X^aY（患者），女性基因型有三种——X^AX^A（正常）、X^AX^a（正常）、X^aX^a（患者）。由于女性有两条 X 染色体，当隐性致病基因在杂合状态时，隐性基因控制的性状或遗传病不显示出来，这样的女性表型正常，是致病基因的携带者。只有当两条 X 染色体上的等位基因都是隐性致病基因时才发病。在男性细胞中，只有一条 X 染色体，Y 染色体上缺少同源节段，只要 X 染色体上有一个隐性致病基因（X^aY）就发病。所以人群中男患者较女患者多。

血友病 A 为临床上最常见的血友病，可作为 X 连锁隐性遗传病的实例。患者因血浆中凝血因子Ⅷ缺乏导致凝血功能障碍，易出现牙龈出血、皮下组织淤血等症状，在轻微外伤、小手术后长时间出血不止，关节腔出血导致关节肿胀，甚至畸形。

图 5-13 是一个血友病 A 的系谱。该系谱基本反映了 X 连锁隐性遗传病的系谱特点：①人群中男患者远多于女患者，有时系谱中往往只有男患者。②双亲无病时，儿子可能发病，女儿不会发病。儿子如果发病，致病基因由母亲（携带者）传来。③儿子如果发病，母亲是肯定携带者，女儿也有 1/2 概率为携带者。④由于交叉遗传，男患者的兄弟、外祖父、舅父、姨表兄弟、外甥、外孙等有可能是患者。⑤如果女性是患者，其父亲一定也是患者，母亲是携带者或是患者。

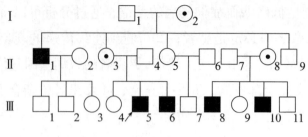

图 5-13　血友病 A 的系谱

考点　X 连锁隐性遗传的系谱特点

四、Y 连锁遗传

控制遗传性状或遗传病的基因位于 Y 染色体上，并随着 Y 染色体的传递而传递，这种遗传方式称为 Y 连锁遗传。女性没有 Y 染色体，故女性不会出现相应的遗传性状或遗传病，只有男性才出现症状。这类致病基因只能由父亲传给儿子，再由儿子传给孙子，又称全男性遗传或限雄遗传。

迄今报道的 Y 连锁遗传病及异常性状仅 10 余种，如外耳道多毛症、Y 连锁耳聋、Y 连锁视网膜色素变性等。外耳道多毛症（图 5-14）就是一种 Y 连锁遗传病。患者到了青春期，外耳道中可长出 2 ～ 3cm 成丛的黑色硬毛，常伸出耳孔外。图 5-15 为一个外耳道多毛症的系谱，该系谱中祖孙三代患者均为男性。

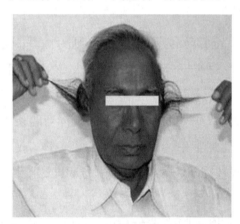

图 5-14　外耳道多毛症

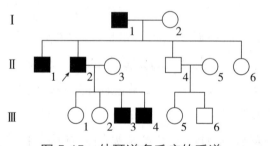

图 5-15　外耳道多毛症的系谱

第 2 节　多基因遗传与多基因遗传病

一、多基因遗传概述

人类的性状遗传可根据参与控制性状的基因数量分为单基因遗传和多基因遗传。单基因遗传性状只受一对等位基因控制，基因之间有显性与隐性之分，性状之间差异明显，变异在群体中分布不连续，没有过渡类型，所以也称为质量性状。例如，豌豆种子的形状、子叶的颜色、有无耳垂、短指、白化病、苯丙酮尿症等属于质量性状，没有中间类型。

多基因遗传性状是受两对或两对以上基因的控制，基因之间没有显性与隐性的区分，属于共显性。每对基因对性状所起作用是微小的，多对基因作用于性状而形成累加效应。性状除受基因作用外，同时还受到环境因素的影响。性状在群体中的变异呈连续分布状态，不同个体之间没有质的差异，只有量的不同，所以多基因遗传性状也称为数量性状。人的身高、体重、血压、肤色、智力、寿命等都属于数量性状。例如，在一个随机取样的人群中，人的身高是由高到低逐渐过渡的，极高或极矮的个体很少，大部分个体接近平均身高，这说明人身高的变异不明显而且是连续的。

下面以人类肤色遗传为例，说明多基因遗传的特点（图 5-16）。假定有两对基因 $A_1A_2B_1B_2$ 影响人类的肤色，A_1B_1 决定白肤色，A_2B_2 决定黑肤色。如果一个纯合的白肤色人（$A_1A_1B_1B_1$）和一个纯合的黑肤色人（$A_2A_2B_2B_2$）结婚，他们的子女基因型为 $A_1A_2B_1B_2$，肤色表现为中间类型，介于白色和黑色之间。如果两个中间类型的人结婚，根据分离定律和自由组合定律，他们的子女可能会出现五种肤色类型：纯白、较白、中间肤色、较黑和纯黑，比例为 1 : 4 : 6 : 4 : 1。极端类型纯白和纯黑少，中间类型多。

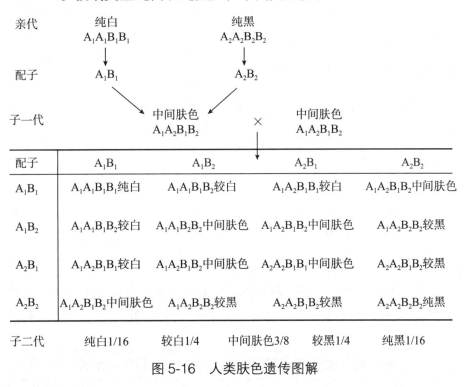

图 5-16　人类肤色遗传图解

综合以上分析可归纳多基因遗传的特点：①两个极端类型（纯种）的个体杂交，子一代都是中间类型，但由于环境因素的影响，个体间也存在一定范围的变异。②两个中间类型的子一代个体杂交，子二代大部分为中间类型，但是变异范围比子一代更广泛，有时也会出现少数极端变异的个体。这是多对基因分离和自由组合的作用以及环境因素影响的结果。③在一个随机杂交的群体中，由于受多基因和环境的共同作用，子代性状变异范围更为广泛，并呈连续分布，产生的后代大多数接近中间类型，极少数是极端类型。

考点　多基因遗传的特点

二、多基因遗传病

多基因遗传病是指受多对基因和环境因素共同作用而引起的疾病，简称多基因病。它属于数量性状遗传的范畴，发病率远高于单基因遗传病，在群体中发病率估计为18%，迄今认识的至少有150种。常见的多基因遗传病如糖尿病、高血压、冠心病、精神分裂症、哮喘，以及一些常见的先天畸形如脊柱裂、唇裂、腭裂等。

（一）易患性和发病阈值

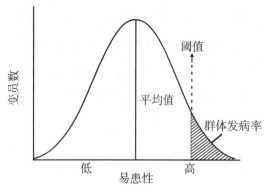

图5-17　多基因病的群体易患性变异分布图

在多基因遗传病中，由遗传因素和环境因素共同作用并决定一个个体是否易于患某种遗传病的可能性称为易患性。它是指在遗传和环境的共同作用下，个体患病可能性的大小。易患性变异在群体中呈正态分布，大多数个体的易患性都接近平均值，易患性很高和很低的人都很少（图5-17）。当一个个体的易患性达到或超过一定水平，即达到一定限度时，这个个体就可能患病。这个易患性的最低限度称为阈值。由于阈值的存在，将连续分布的易患性变异的人群划分为两部分：一部分是正常人，一部分是患者。阈值代表在一定环境条件下，个体患病所必需的、最少的该致病基因的数量。

（二）遗传度

在多基因遗传病中，易患性的高低受遗传因素和环境因素的双重影响，其中遗传因素所起作用的大小称为遗传度，又称遗传率，一般用百分率（%）来表示。如果一种遗传病完全由遗传因素决定，其遗传度为100%，这种情况比较少见。遗传度高的多基因遗传病，其遗传度可高达70%～80%，这表明遗传因素在决定易患性变异或发病上有重要作用，环境因素的作用较小。相反，遗传度如果为30%～40%或更低，则表明环境因素在决定易患性变异或发病上有重要作用，而遗传因素的作用不明显。一些常见多基因遗传病的群体发病率和遗传度见表5-4。

表5-4　一些常见多基因遗传病的群体发病率和遗传度

疾病	群体发病率（%）	遗传度（%）	疾病	群体发病率(%)	遗传度（%）
唇裂、腭裂	0.17	76	精神分裂症	1.0	80
腭裂	0.04	76	糖尿病（早发型）	0.2	75
先天性髋关节脱位	0.07	70	原发性高血压	4～8	62
先天性畸形足	0.1	68	冠心病	2.5	65
先天性巨结肠	0.02	80	哮喘	4	80
脊柱裂	0.3	60	消化性溃疡	4	37
无脑儿	0.2	60	强直性脊柱炎	0.2	70
先天性心脏病（各型）	0.5	35	先天性幽门狭窄	0.3	75

链接

精神分裂症

精神分裂症是一种较为常见的病因不明的精神障碍性疾病。该病临床表现复杂，多起病于青壮年，具有特征性思维、情绪和行为互不协调，联想散漫、情感淡漠、言行怪异、脱离现实等多方面的障碍。患者一般无意识及智力障碍。病情多迁徙，呈反复发作、加重或恶化。在急性阶段，以幻觉和妄想等症状为主；在慢性阶段，则以思维贫乏、情感淡漠、意志缺乏和孤僻内向等为主。精神分裂症也是一种多基因遗传病，涉及的遗传因素复杂。在该病形成中，遗传因素起着重要作用，遗传度为 70% ~ 85%，但也有一定的环境因素影响。该病多发生于 15 ~ 45 岁，无明显的性别发病差异。

（三）多基因遗传病的特点

1. 发病有明显家族聚集现象，患者亲属发病率高于群体发病率，但不符合单基因遗传方式，患者亲属发病率远低于 1/2 或 1/4。

2. 发病率与亲属级别和亲缘系数有关。与患者亲缘系数相同的亲属有相同的发病风险，同卵双生患病一致率高于异卵双生患病一致率。随亲属级别的降低，患者亲属的发病风险迅速降低。群体发病率越低的病种，这种特点越明显。

3. 近亲结婚的子女再发风险也增高，但不如常染色体隐性遗传病那样显著，这可能与多基因的累加效应有关。

4. 发病率有种族或民族差异，表明不同种族或民族的基因库是不同的。

考点 多基因遗传病的特点

（四）多基因遗传病再发风险估计

多基因遗传病的遗传基础较复杂，其再发风险与亲属级别、家属中患者人数、患者病情、性别、遗传度和群体发病率等有很大的关系。

多基因遗传病有家族聚集趋向，患者亲属的发病率比一般群体发病率高，发病风险随着与患者亲缘系数的递增而迅速降低，并逐渐向群体发病率靠拢；一个家庭中出生患者人数多，说明父母带有致病基因数量多，其亲属的发病风险也越高；患者病情越严重，其一级亲属的再发风险也越高；当某种多基因遗传病的群体发病率存在性别差异时，说明该病在不同性别中的发病阈值是不同的，在这种情况下，群体发病率高的性别阈值低，这种性别患者的子女再发风险低；相反，群体发病率低的性别阈值高，这种性别患者的子女再发风险高。

第 3 节 染色体畸变与染色体病

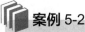

案例 5-2

患儿，女，两岁。因智力发育迟缓、语言能力差就诊。该患儿有眼距宽、眼裂小、塌鼻梁、耳郭小等特殊面容，舌大而外伸，甚至流涎，四肢关节过度屈曲，有通贯手等症状。其父母身体、智力均正常。

思考： 1. 该患儿可能患什么病？

2. 该病的发病原因是什么？

3. 为明确诊断，应进行什么辅助检查？

　　染色体畸变是指细胞内染色体的数目或结构发生异常改变，分为数目畸变和结构畸变。它可以自发产生，也可通过物理、化学、生物的诱变作用产生，还可由亲代遗传而来。

　　染色体畸变导致的疾病称为染色体病，也称染色体综合征。其实质是染色体或染色体片段上的基因群发生增减或位置的转移，影响细胞正常的遗传功能而造成机体不同程度的损害。染色体病分为常染色体病和性染色体病。常染色体病是由常染色体畸变引起，临床大多表现为先天智力低下、多发畸形、生长发育迟缓、特殊的皮肤纹理改变等。性染色体病是由性染色体畸变引起，临床大多表现为第二性征紊乱、发育滞后、内外生殖器官异常等。

一、染色体数目畸变及所致疾病

（一）染色体数目畸变

　　染色体数目畸变是指细胞中染色体数目的增加或减少，包括整倍体改变、非整倍体改变和嵌合体。

　　1. 整倍体改变　人类正常生殖细胞中的全部染色体称为一个染色体组，含有一个染色体组的细胞或个体称为单倍体，以 n 表示（$n=23$）。人类正常体细胞有 46 条染色体，含有两个染色体组，称为二倍体，以 $2n$ 表示（$2n=46$）。

　　如果细胞中染色体数目以 n 为基数成倍地增加或减少，称为整倍体改变。在 $2n$ 的基础上减少 1 个染色体组（n），则称为单倍体，单倍体个体在人类尚未见到。在 $2n$ 的基础上，如果增加 1 个染色体组，则染色体数为 $3n$，为单倍体的三倍，称三倍体（$3n=69$）；若在 $2n$ 基础上增加两个染色体组，染色体数为 $4n$，称为四倍体（$4n=92$）；有三个或者三个以上染色体组的细胞或个体统称为多倍体。多倍体在人类中可导致胚胎死亡，在流产儿中多见。由染色体异常引起的自然流产中，三倍体占 18%，四倍体占 5%。在流产的胎儿中，三倍体是最常见的类型。

　　整倍体改变的发生机制主要有双雄受精、双雌受精、核内复制等。

　　（1）双雄受精：一个正常的卵子同时与两个正常的精子发生受精，结果形成含有三个染色体组（即三倍体）的受精卵，称为双雄受精。

　　（2）双雌受精：一个二倍体的异常卵子与一个正常的精子发生受精，从而产生一个三倍体受精卵，称为双雌受精。卵细胞在发育的过程中，由于某种原因未形成第二极体，因此应分给第二极体的染色体仍然留在卵细胞中，形成了二倍体的卵细胞，当它与一个正常精子结合后，就形成三倍体（图 5-18）。

　　（3）核内复制：细胞核内的 DNA 在一次细胞分裂过程中复制了两次，由 $2n$ 变成了 $8n$，而细胞只分裂了一次，这样形成的两个子细胞都是四倍体（$4n$），这也是肿瘤细胞常见的染色体异常特征之一。

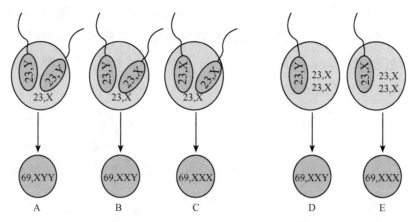

图 5-18　双雄受精和双雌受精

A、B、C. 双雄受精；D、E. 双雌受精

2. 非整倍体改变　细胞核中染色体的数目在二倍体基础上增加或减少一条或数条称为非整倍体改变。

（1）非整倍体改变的主要类型：单体型、三体型、多体型等。

当体细胞中染色体数目减少一条或几条时，称为亚二倍体。若某对染色体少了一条（2n-1），细胞染色体数目为 45 条，称某号染色体的单体。例如，X 染色体单体型，核型为 45，X。在人类的单体中，除 X 单体、21 单体和 22 单体可能有部分个体出生并存活之外，其余单体几乎全是胚胎致死而导致流产。

当体细胞中染色体数目多了一条或几条时，称为超二倍体。若某对染色体多了一条（2n+1），细胞染色体数目为 47 条，称某号染色体的三体。三体型是目前人类染色体数目畸变中最常见、种类最多的一类。常染色体三体型以 13、18 和 21 三体型常见，性染色体三体型以 XXX、XXY 和 XYY 三种最为常见。三体型以上的统称为多体型，常见于性染色体中，如性染色体的四体型（48，XXXX；48，XXXY）和五体型（49，XXXXX；49，XXXYY）等。

有的细胞中染色体数目虽为二倍体数（2n），但不是正常的二倍体，不具备两个完整的染色体组，则称为假二倍体。

（2）非整倍体改变的发生机制：大多数非整倍体的产生是性细胞在成熟过程中或受精卵早期卵裂过程中，发生了染色体不分离或染色体丢失。

1）染色体不分离：细胞分裂由中期进入后期时，某一对同源染色体或一对姐妹染色单体由于某种原因没有移向两极，而是同时进入同一子细胞，这种现象称为染色体不分离。染色体不分离的结果导致形成的两个子细胞中，一个子细胞增加一条染色体，另一个子细胞减少一条染色体。染色体不分离可发生在减数分裂时，也可发生在有丝分裂过程中。

如果染色体不分离发生在第一次减数分裂后期（即同源染色体不分离），则可以形成相

等的 *n*+1 和 *n*-1 两种类型的配子（图 5-19A），与正常配子结合后，将形成单体型或三体型；如果不分离发生在减数第二次分裂后期（即姐妹染色单体不分离），所形成的配子的染色体数将有以下几种情况：1/2 为 *n*、1/4 为（*n*+1）、1/4 为（*n*-1）。后两种与正常配子结合后，也将形成单体型和三体型（图 5-19B）。

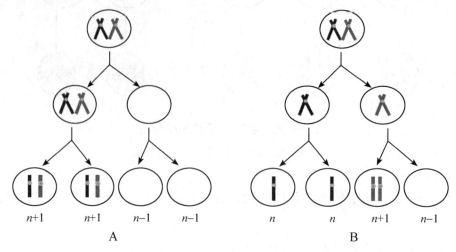

图 5-19　减数分裂中染色体不分离

A. 第一次减数分裂后期同源染色体不分离；B. 第二次减数分裂后期姐妹染色单体不分离

2）染色体丢失：在细胞分裂过程中，某一染色体未能与纺锤丝相连，不能移向两极参与新细胞的形成；或者由于纺锤体功能障碍或染色体行动迟缓，使某一染色体没有进入子细胞核中，而是遗留在细胞质中逐渐消失，这种现象称为染色体丢失。染色体丢失的结果是形成的两个子细胞中，一个正常，另一个丢失了一条染色体。

3. 嵌合体　具有两种或两种以上染色体组成的细胞系的个体称为嵌合体。它可以是染色体数目异常、结构异常以及数目异常与结构异常之间等的嵌合。嵌合体患者由于含有一部分正常细胞，临床症状较纯合体轻，其含有异常细胞比例越大，症状越严重。卵裂过程中染色体不分离或染色体丢失是嵌合体形成的主要方式（图 5-20）。

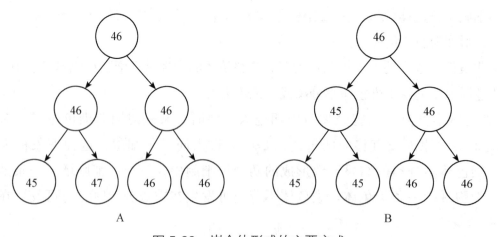

图 5-20　嵌合体形成的主要方式

A. 染色体不分离；B. 染色体丢失

染色体畸变的核型描述方法

染色体数目畸变的核型描述方法为"染色体总数，性染色体组成，+/- 畸变染色体序号"。如 47，XX，+18 表示 47 条染色体，性染色体是 XX，多了一条 18 号染色体；45，XY，-22 表示 45 条染色体，性染色体是 XY，少了一条 22 号染色体。染色体结构畸变的核型描述方法为"染色体总数，性染色体组成，畸变类型符号，括号写明畸变染色体序号，括号注明断裂点位置"。如 46，XY，t（9；22）（q34；q11）表示 46 条染色体，性染色体是 XY，9 号的 q34 和 22 号的 q11 断裂后相互易位。嵌合体的核型描述方法为：两种或两种一定不同的核型间以"/"分隔，如核型为 46，XX 和 47，XX，+21 的嵌合体可描述为 46，XX/47，XX，+21。

考点 染色体数目畸变的类型

（二）常染色体数目畸变所致疾病

常染色体数目畸变是指人类的 1 号至 22 号染色体数目的异常改变。在临床上因常染色体数目畸变所致的疾病主要有唐氏综合征、18 三体综合征和 13 三体综合征等。

1. 唐氏综合征　本病由英国医生 Landon Down 在 1866 年首先描述，也称 Down 综合征或先天愚型。

（1）发病率：新生儿中发病率为 1/800 ～ 1/600，男性患儿多于女性患儿。唐氏综合征的胎儿约有 3/4 死于宫内而流产，仅约 1/4 能活到出生。我国目前有 60 万以上的唐氏综合征患儿，每年新增可多达 27 000 例。母亲年龄是影响发病率的重要因素，尤其当母亲大于 35 岁时，发病率明显增高（表 5-5）。父亲的年龄也与本病的发病率有关，环境污染和接触有害物质等均可造成精子的老化和畸形，当父亲年龄超过 39 岁时，出生患儿的风险也将增高。

表 5-5　母亲年龄与唐氏综合征发病率的关系

母亲年龄（岁）	患儿的发病率
20 ～ 24	1/1800
25 ～ 29	1/1500
30 ～ 34	1/800
35 ～ 39	1/250
40 ～ 44	1/100
45 ～	1/50

（2）临床表现：主要表现为智力低下、生长发育迟缓。出生时患儿体重较轻，身高偏低，有特殊的伸舌样痴呆面容，表现为脸圆扁平，眼裂小且向外侧上斜，眼内眦赘皮明显，常有斜视，眼间距宽，塌鼻梁，鼻扁平，耳小，耳位低，耳郭畸形，舌大而外伸，可见流涎等；四肢关节过度屈曲，肌张力低；指短，小指常内弯，皮肤纹理较特殊，50% 的患者具有通贯手，atd 角为 70° ～ 80°；50% 左右的患者具有先天性心脏病，易发生呼吸道感染和白血病。男性患者多不育，女性患者通常无月经，偶有生育能力，但可将此病遗传给后代（图 5-21）。

（3）遗传分型：该病的核型分为三种。① 21 三体型：也称单纯型或游离型，核型为 47，XX（XY），+21，约占 92.5%，具有典型的临床表现。发病的主要原因是患者的父亲或母亲形成生殖细胞时，21 号染色体发生了不分离。大多数是由于母亲的初级卵母细胞在减数分裂时，21 号染色体发生了不分离而产生含有两条 21 号染色体的卵子，该卵子与正

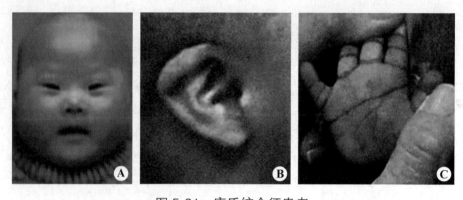

图 5-21　唐氏综合征患者

A.眼裂小且向外侧上斜，塌鼻梁，鼻扁平；B.耳小，耳位低，耳郭畸形；C.通贯手

常精子结合而形成。②嵌合型：核型为 46，XX（XY）/47，XX（XY），+21，约占 2.5%，其临床表现与异常核型的比例有关。异常核型不超过 9% 时，症状不明显；超过 25% 时，会表现出比 21 三体型症状轻的临床表现。发病的主要原因是受精卵在早期卵裂时发生了 21 号染色体不分离。③易位型：核型常为 46，XX（XY），-14，+t（14q；21q），约占 5%。患者染色体总数为 46 条，少了一条 14 号染色体，多了一条 14 号染色体和 21 号染色体易位后形成的异常染色体，具有典型的临床症状。患者的易位染色体如果是由亲代传递而来，其双亲之一常为平衡易位携带者（即具有易位染色体但表型正常的个体），若这个携带者与正常人婚配，可生出正常胎儿、21 单体型胎儿（基本发生流产）、易位型唐氏综合征胎儿和平衡易位携带者胎儿（图 5-22）。

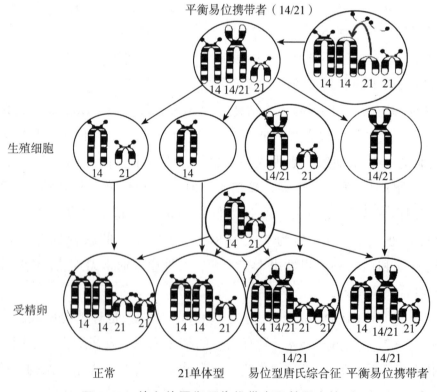

图 5-22　染色体平衡易位携带者及其子女核型

由此可见，这类平衡易位携带者虽然外表正常，但婚后往往会出现自然流产或死胎。因此，在遗传咨询中及时检出平衡易位携带者，建议他们做好产前诊断或劝阻其不再生育，对降低唐氏综合征的发病率有重要意义。

> **链接**
>
> ### 染色体异常携带者
>
> 染色体异常携带者是指染色体结构异常但表型正常的人。这些携带者是造成不孕不育的常见因素，我国染色体异常携带者发生率为 0.47%，即 106 对夫妇中就有一方为携带者。染色体结构异常主要包括倒位和易位，倒位和易位一般来说没有遗传物质的丢失，所以个体常没有表型的改变。携带者在生育子女时，常表现为流产、死胎、新生儿死亡、生育畸形儿和智力低下儿等情况，甚至有些类型的携带者生育染色体异常患儿的概率高达 100%。

2. 18 三体综合征　该病 1960 年由 Edward 等首先描述，故又称为爱德华（Edward）综合征。

（1）发病率与临床表现：新生儿的发病率为 1/8000 ～ 1/3500，大多数在胎儿期流产，故本病发病率较低。患儿出生时体重低，发育如早产儿，吸吮差，反应弱，智力发育差，生命力严重低下，头面部有严重畸形，眼距宽，有内眦赘皮，鼻宽而扁平，嘴小，耳畸形而低位，小颌，枕部突出；手的畸形非常典型，出现特殊姿势握拳，即示指、小指分别压在中指、环指上，指头上弓形纹较多，常出现通贯掌；下肢最突出的是摇椅足（又称船形足），踇指短，

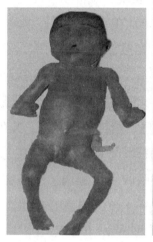
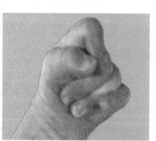
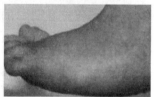

图 5-23　18 三体综合征患者

向背侧屈起，踝部向外突出（图 5-23）；肾畸形，男性隐睾较为常见，女性大阴唇和阴蒂发育不良。90% 患儿有先天性心脏病，是婴儿死亡的主要原因。

（2）遗传分型：游离型患者核型为 47，XX（XY），+18，约占 80%，症状典型。其主要发病原因是患者的母亲在形成卵细胞时，18 号染色体发生了不分离，与母亲的年龄增大有关。10% 为嵌合型，症状较轻；其余为易位型，主要是 18 号和 D 组染色体发生易位。

3. 13 三体综合征　1960 年 Patau 首先描述本病，故又称为帕托（Patau）综合征。

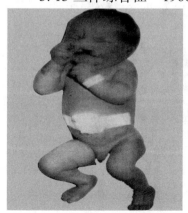

图 5-24　13 三体综合征患者

（1）发病率与临床表现：新生儿中发病率约为 1/25 000，女性明显多于男性，发病率与母亲年龄增大有关。患儿的畸形比 21 三体综合征和 18 三体综合征都严重，大多在胚胎或胎儿期流产，出生后患儿 1 个月内死亡率接近 50%，约 90% 的患儿在 6 个月内死亡。患儿颅面畸形，多数伴唇裂或腭裂，耳位低伴耳郭畸形；足跟向后突出及足掌中凸，形成摇椅足；多囊肾，男性有隐睾，女性则有阴蒂肥大、双阴道等。约 80% 患儿伴有先天性心脏病，智力发育障碍见于所有的患者，而且程度严重，存活较久的患儿还有癫痫样发作，肌张力低下等（图 5-24）。

（2）遗传分型：患者核型为 47，XX（XY），+13，占 80%；其余为嵌合型或易位型。嵌合型症状一般较轻，易位型通常以 13 号和 14 号易位居多。其发病原因大多是母亲的卵细胞形成时 13 号染色体不分离。

考点 常染色体数目畸变所致疾病的临床表现、发病原因和核型

（三）性染色体数目畸变所致疾病

性染色体数目畸变是指人类 X 染色体或 Y 染色体数目的异常改变。性染色体数目畸变所致的疾病常见的有克兰费尔特（Klinefelter）综合征、特纳（Turner）综合征、多 X 综合征和 XYY 综合征等。

1. 克兰费尔特（Klinefelter）综合征 1942 年 Klinefelter 等首先发现并报道，故命名为 Klinefelter 综合征，也称先天性睾丸发育不全或 XXY 综合征。

（1）发病率及临床表现：新生儿男性发病率较高，为 1/1000 ～ 2/1000。在身高 180cm 以上的男性中约占 1/260，在不育的男性中约占 1/10。患者表型男性，青春期开始症状逐渐明显。患者身材高大，四肢修长但不匀称，睾丸小且发育不全或隐睾，不能产生精子，无生育能力；第二性征发育差，体毛稀少，大多无胡须、无喉结，皮下脂肪组织发达，约 25% 的患者有乳房发育，体态和性情均表现为女性化趋势（图 5-25）。部分患者智力低下，精神异常，易患糖尿病、甲状腺疾病、精神分裂症等。X 染色体数目越多，性征和智力发育障碍越严重。

本病在青春期以前症状不明显，不易在儿童期被发现，因此，当在儿童期发现睾丸、阴茎特别小，甲状腺对碘吸收能力减弱，应考虑进行性染色质检查或核型分析，早诊断，用睾酮治疗促进第二性征发育，改善患者心理状态，可有一定的疗效。

（2）遗传分型：核型多为 47，XXY，占 80% ～ 90%；10% ～ 20% 为嵌合型，常见的核型是 46，XY/47，XXY 或 46，XY/48，XXXY。该病发生的主要原因是患者的双亲之一在生殖细胞形成过程中发生了性染色体不分离。由于本病患者大多不育，不会将染色体畸变传递给后代。

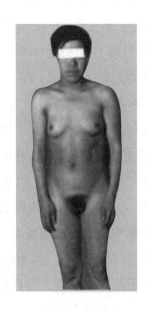
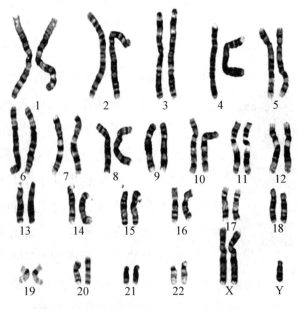

图 5-25 克兰费尔特综合征患者及核型

2. 特纳（Turner）综合征　1938 年 Turner 首先报道并命名，故称为 Turner 综合征，也称先天性卵巢发育不全。

（1）发病率及临床表现：新生儿女性发病率为 1/5000 ～ 1/3500，约 98% 的胚胎在胎儿期自然流产，故本病的发病率低。患者外观为女性，身材矮小（多在 140cm 以下）。患者卵巢发育差，原发性闭经，无生育能力，子宫发育不全，外阴幼稚；第二性征发育差，乳房不发育，阴毛和腋毛稀少。约 60% 的患者有蹼颈，后发际低，肘外翻，盾状胸。约 50% 的患者伴心、肾畸形，患者嵴纹总数增加，少数患者为 t 三叉点高位。智力可正常或轻度障碍（图 5-26）。在青春期给予该病患者雌激素治疗，可以改善第二性征，患者的身高有一定程度的增加，但一般无生育能力。

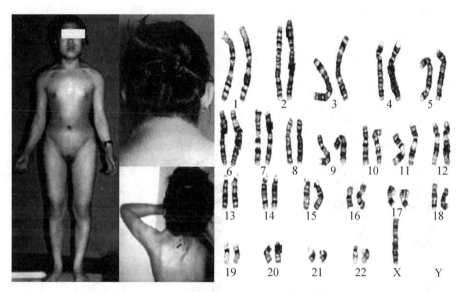

图 5-26　特纳综合征患者及核型

（2）遗传分型：多为 45，X，症状典型；也有 46，XX/45，X 嵌合型和结构异常的核型，体征不典型。一般认为发病原因是双亲之一在形成生殖细胞过程中，性染色体发生了不分离，约 75% 发生在父方。

3. 多 X 综合征和 XYY 综合征　多 X 综合征又称为超雌综合征或 X 三体综合征。在新生女婴中的发病率约为 1/1000。多数患者为外表正常的女性，具有生育能力。少数患者表现为乳房发育不良，月经减少，卵巢功能低下，原发或继发闭经；约 1/3 患者可伴有先天畸形，如先天性心脏病，部分有轻度智力障碍及精神行为异常，约 2/3 患者智力低下等。其发病主要原因是在母亲生殖细胞形成过程中，X 染色体发生了不分离。目前对本病的治疗仅限于在青春期采用雌激素替代治疗，以维持患者的性器官正常发育和改善患者的性征。

XYY 综合征在新生男婴中的发病率约为 1/900，身高在 181 ～ 189cm 的男性中，发病率为 1/200；身高在 190 ～ 199cm 的男性中，发病率约为 1/30。本病的发病率有随着身高而增加的趋势。患者表型为男性，身材高大，智力正常或稍低下，多数患者有性格和行为异常，易兴奋，性情暴躁，易产生攻击性行为。大多数患者可生育，少数患者隐睾或睾丸发育不全并伴有生精障碍。典型核型为 47，XYY。该病发生的主要原因是在父亲精子形成过程中发生了 Y 染色体的不分离。目前对本病尚无特殊的治疗方法，以预防为主。

考点 性染色体数目畸变所致疾病的发病原因和核型

二、染色体结构畸变及所致疾病

染色体结构畸变是指染色体结构的异常改变。染色体断裂及断裂后的异常重接是染色体结构畸变的基础。

（一）染色体结构畸变的类型

临床上常见的染色体结构畸变主要有缺失、重复、倒位、易位等。

1. 缺失（deletion，del） 指染色体某处发生断裂后片段丢失，可分为末端缺失和中间缺失（图 5-27）。①染色体的长臂或短臂的末端发生一次断裂且片段丢失称为末端缺失，如 5p⁻ 综合征（猫叫综合征）是由 5 号染色体短臂末端缺失一部分造成的；②染色体的长臂或短臂发生两次断裂，两个断裂点间的片段丢失，而两断裂点再重接称为中间缺失，如视网膜母细胞瘤（13q⁻）是 13 号染色体长臂中间缺失造成的。缺失的片段大小有不同的遗传学效应，大片段的缺失往往是致死的。

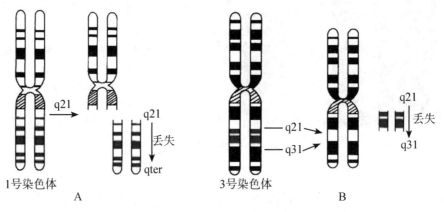

图 5-27　缺失

A. 末端缺失；B. 中间缺失

2. 重复（duplication，dup） 一条染色体断裂产生的断片连接到同源染色体中另一条染色体的相应部位，致使后者部分节段出现相同的片段称为重复。重复一般发生在一对同源染色体之间，这样就会导致一对同源染色体中一条发生重复，另一条缺失。重复的遗传学效应较缺失缓和，但如果重复片段较大也会影响个体的生活力，甚至造成死亡。

3. 倒位（inversion，inv） 指一条染色体发生两次断裂，两断裂点中间片段旋转 180° 又重接，分为臂内倒位和臂间倒位。如果两个断裂点发生在同一臂内，称为臂内倒位；如果两个断裂点分别位于长臂和短臂上，称为臂间倒位（图 5-28）。人类臂间倒位较常见。由于倒位一般没有遗传物质的增减，大多不会出现明显的临床症状，这样的人称为倒位携带者。

4. 易位（translocation，t） 指非同源染色体之间的节段转移所引起的染色体重排。常见的易位包括相互易位、罗伯逊易位等。

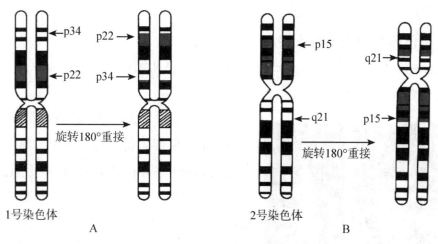

图 5-28　倒位

A. 臂内倒位；B. 臂间倒位

（1）相互易位：指两条非同源染色体同时发生断裂，其断裂片段相互交换位置后重接（图 5-29A）。相互易位只是染色体片段位置的改变，并无染色体片段的增减，因此一般没有明显的遗传效应。相互易位又称为平衡易位，是最常见的染色体结构异常类型。

（2）罗伯逊易位：是相互易位的一种特殊形式，仅发生在两条近端着丝粒染色体之间，由两条近端着丝粒染色体在着丝粒处或其附近断裂，两条长臂形成一条新染色体，两条短臂也可重新形成一条很小的染色体，这种易位称为罗伯逊易位，又称罗氏易位或着丝粒融合。形成的小染色体在随后细胞分裂中丢失（图 5-29B）。罗伯逊易位携带者只有 45 条染色体，但表型一般正常，只在形成配子的时候会出现异常，造成胚胎死亡而流产或生出先天畸形的患儿。

考点　染色体结构畸变的类型

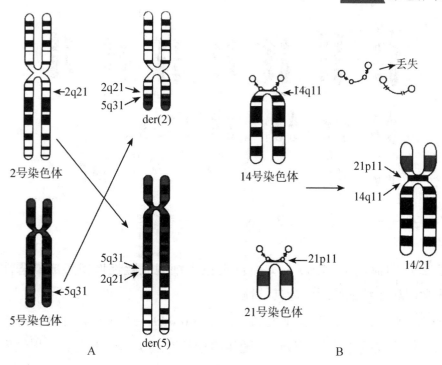

图 5-29　易位

A. 相互易位；B. 罗伯逊易位

（二）常染色体结构畸变所致疾病

1. 5p⁻综合征　1963 年由 Lejeune 首先描述，因患儿哭声轻而音调高，酷似猫叫，又称猫叫综合征，是最常见的缺失综合征。

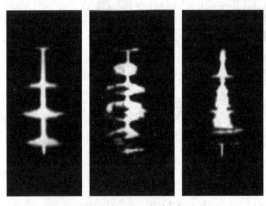

图 5-30　哭声声波图

左图：猫叫声；中图：患儿哭声；右图：正常小儿哭声

（1）发病率及临床表现：群体发病率约为 1/50 000，在智力低下患儿中占 1%～1.5%，在小儿染色体病中约占 1.3%，女性多于男性，在常染色体结构异常患儿中居首位。患儿出生时小头，脸圆，低耳位，因喉肌发育不良导致患儿哭声似猫叫（图 5-30），随年龄增长，猫叫哭声逐渐消失，圆脸变成倒三角脸。患者智力极其低下，生长发育迟缓，眼距过宽，全身肌张力低，通贯手，扁平足。50% 伴有先天性心脏病，多有语言障碍。

（2）遗传分型：核型为 46，XX（XY），5p⁻（图 5-31）。其发病的主要原因是患者的双亲在形成生殖细胞时，5 号染色体（5p15）有断裂现象，产生了 5 号染色体短臂缺失的生殖细胞，此细胞受精后发育而发生 5p⁻综合征。

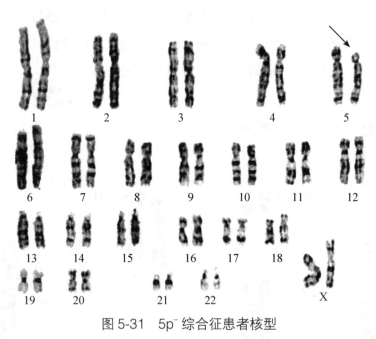

图 5-31　5p⁻综合征患者核型

2. 慢性粒细胞白血病（CML）　是骨髓造血干细胞克隆性增殖形成的恶性肿瘤，以外周血白细胞异常增高及粒细胞增多为其特征。

（1）发病率及临床表现：我国年发病率为 3/100 000，约占各类白血病的 20%，占慢性白血病的 95%。该病发病年龄分布较广，随年龄增长有逐步上升的趋势，男性发病率高于女性。按照自然病程可分为慢性期、加速期及急性变期。①慢性期：可持续 1～4 年，起病缓慢，早期无自觉症状，随病情发展可出现乏力、消瘦、低热、多汗或盗汗等表现，脾大是最突出体征；②加速期及急性变期：起病后 1 ～ 4 年，约 80% 患者可进入加速期，主要表现为不明原因的高热、体重下降、虚弱、脾大，骨痛、关节痛以及逐渐出现的贫血、出血。加速期从数月至 1 ～ 2 年即进入急性变期，主要表现为发热、出血、贫血以及各种器官浸润所引起的症状和体征。

（2）遗传分型：患者核型为 46，XX（XY），t（9；22）（q34；q11），即患者的一条 9 号染色体在 q34 处断裂，一条 22 号染色体在 q11 处断裂，相互易位后形成两条异常染色体，较小的一条称为费城染色体（Ph 染色体）。90% 以上的患者细胞中出现 Ph 染色体。它是 CML 的特异性标记染色体，可作为早期诊断的依据，也可用来区别临床上相似但 Ph 染色体为阴性的其他血液病（如骨髓纤维化等），还可作为判定治疗效果的指标。

（三）性染色体结构畸变所致疾病

最常见的性染色体结构畸变所致疾病是脆性 X 综合征。患者一条 X 染色体在 q27.3 处呈细丝样，导致其相连的末端呈随体样结构，这一细丝样部位很容易发生断裂，表现出脆性，故称为脆性部位，这条染色体称为脆性 X 染色体（fraX）。由脆性 X 染色体所导致的智力低下等一系列病症称为脆性 X 综合征。核型为 46，fraX（q27）Y。

（1）发病率：本病在男性群体中发病率为 1/1500 ～ 1/1000，仅次于唐氏综合征。男性智力低下者中有 10% ～ 20% 由本病引起。

（2）临床表现：中度到重度的智力低下，语言障碍，长脸，方额，前额突出，大耳朵，下颌大并前突，巩膜呈淡蓝色；青春期出现大睾丸；患者还会出现胆怯、忧郁、性格孤僻、有精神障碍趋向；部分患者有多动症。一般认为男性患者的 fraX 来自携带者母亲。女性有两条 X 染色体，故女性携带者一般表型正常，但实际约有 1/3 的女性携带者表现为轻度智力低下，这些携带者生男患儿的风险高达 50%。实施携带者检出，进行产前诊断，对控制该病的流行，提高人口素质具有重要意义。

考点 染色体结构畸变所致疾病的临床表现、发病原因和核型

三、两 性 畸 形

两性畸形是指某一个体在内外生殖系统或第二性征等方面兼具两性的特征。根据患者体内性腺组成的差异，可分为真两性畸形和假两性畸形。如果患者体内既有男性性腺，又有女性性腺，则称为真两性畸形。若患者体内仅有一种性腺，而外生殖器具有两性的特征，则称为假两性畸形。

（一）真两性畸形

真两性畸形患者体内可有独立存在的睾丸和卵巢，或两者融合而成的卵巢睾。外生殖器及第二性征不同程度地介于两性之间，社会性别可为男性或女性，约 2/3 患者的外生殖器表现为男性。常见的核型有：① 46，XX/46，XY；② 46，XX/47，XXY；③ 46，XY/45，X；④ 46，XX 或 46，XY 等。

（二）假两性畸形

假两性畸形的患者，其核型和性腺只有一种，但其外生殖器或第二性征具有两性特征或

畸形，难判定性别。其产生的原因是在性发育过程中因性激素水平异常或在胚胎发育过程中受到母体异常激素的影响（如母亲妊娠早期使用过多的黄体酮，可使女性胎儿性别趋向男性化），导致性发育异常而产生假两性畸形。可将其分为男性假两性畸形和女性假两性畸形。

1. 男性假两性畸形　又称男性女性化，患者核型为 46，XY。性腺为睾丸，外观似女性，外生殖器也似女性，有阴唇和阴道，阴道短浅终止盲端，但体内有睾丸组织。

2. 女性假两性畸形　又称女性男性化，患者核型为 46，XX。性腺为卵巢，第二性征多为男性，外生殖器兼具两性特征，阴蒂肥大最为常见，也有两侧阴唇愈合形成尿道下裂者，有阴囊者多中空，原发性闭经。

两性畸形的治疗应先考虑患者的社会性别和表型特征，治疗中一般不主张改变其社会性别，因此不一定都以核型性别为依据。当选择的性别确定后，采取手术矫正、修补及切除等，再辅以激素替代治疗，使患者尽可能得到较好的恢复，能够较正常地生活。对于有恶变趋向的性腺也应尽早切除。

第 4 节　遗传性代谢缺陷与分子病

案例 5-3

　　患儿，女，8 个月，家人为给她增加营养，牛奶、鸡蛋等高蛋白食品从不间断。但患儿的头发逐渐变黄、少光泽，皮肤白，身上有霉臭味，尿液有鼠尿样气味。

思考：1. 该患儿可能患有什么疾病？

　　　　2. 该病发生原因是什么？

由于基因突变导致蛋白质分子结构或数量异常，引起机体功能障碍的一类疾病称为分子病。酶的化学成分为蛋白质，因此基因突变也可导致酶的改变，引起相应的疾病。基因突变导致酶的结构或数量异常，引起机体代谢紊乱而产生的疾病称为遗传性代谢缺陷，又称遗传性酶病、先天性代谢缺陷或酶蛋白病。

从广义上讲，遗传性代谢缺陷也属于分子病，但从代谢过程来看，这两类疾病有着本质差异，遗传性代谢缺陷是通过干扰酶促反应而产生的疾病，而分子病是蛋白质改变直接引起机体功能障碍的一类疾病。

链接

加罗德和代谢病的发现

　　加罗德（A. E. Garrod，1856—1936）是一位英国医生，1899 ～ 1908 年，他对黑尿病、白化病、胱氨酸尿症和戊糖尿症进行了详细的研究，提出了"先天性代谢缺陷"这一概念。他认为这类疾病都是由某种酶的缺乏引起的代谢障碍，因此可统称为代谢病。加罗德在科学史上第一次明确揭示了某些疾病和基因之间的关系，把孟德尔遗传定律应用于人类遗传学和医学，但当时并没有引起科学界的重视。半个世纪后，他的理论才被证实。

考点　遗传性代谢缺陷和分子病的概念

一、遗传性代谢缺陷

目前已发现的遗传性代谢缺陷疾病有数千种，其遗传方式大多为常染色体隐性遗传。

（一）遗传性代谢缺陷的发病机制

人体正常代谢是由许多代谢反应交织成网而形成的平衡体系，代谢反应需要酶参与调节。如果基因发生突变，引起酶缺乏或活性异常，便会影响相应的生化反应，打破正常的平衡，引起某种代谢过程的紊乱或中断而致病。

人体某正常代谢过程中，A 底物在一系列酶（E_{AB}、E_{BC}、E_{CD}）的催化下，经中间产物（B、C），最终变成终产物 D。这三个代谢步骤各自需要一种酶的催化才能顺利进行，而这三种酶是在三种基因 AB、BC 和 CD 的控制下，通过 mRNA 指导合成的。如果基因 CD 发生突变，变为 C/D，则突变基因 C/D 转录的 mRNA 便失去了原有的功能，不能指导正常酶的合成。这时 A→B 及 B→C 两个步骤可以正常进行，而 C→D 这步反应因酶的缺陷不能顺利进行或完全停止，结果造成代谢中间产物 C 在体内大量累积，引起自身中毒；代谢中间产物 B 及底物 A 也会因 C 的大量累积而增多；代谢终产物 D 缺乏，而 D 又是机体所必需的，从而引起一些相应的临床症状等。代谢中间产物的累积，又可引起底物 A 或中间产物 B 发生代谢转向，造成代谢紊乱，引起遗传性代谢缺陷（图 5-32）。

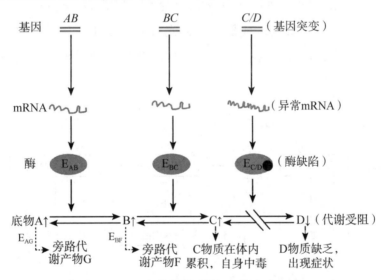

图 5-32　遗传性代谢缺陷的发病机制

考点　遗传性代谢缺陷的发病机制

（二）常见代表疾病

遗传性代谢缺陷包括氨基酸代谢缺陷病和糖代谢缺陷病等。比较常见的代表疾病有苯丙酮尿症、白化病、尿黑酸尿症、半乳糖血症等。

1. 苯丙酮尿症（PKU）　是较为常见、研究也最深入的一种氨基酸代谢缺陷病，发病率约 1/16 000。

本病由苯丙氨酸羟化酶缺乏引起，苯丙氨酸不能正常代谢形成酪氨酸，而形成苯丙酮酸、苯乳酸、苯乙酸等，大量积聚在血液和脑脊液中，部分随尿排出，产生苯丙酮尿症。患儿出生时无任何症状，头发乌黑，偶有呕吐及湿疹。3～4个月后出现大脑发育受损，智力低下，以后逐渐加重，头围小。90%以上患儿头发逐渐变黄、少光泽，皮肤白，虹膜呈黄色（白种人呈蓝色）。此外，患儿身体有霉臭味，尿液有鼠尿样气味；多数呈肌张力亢进，共济失调，震颤，出现不随意运动，易激动，甚至惊厥；严重者呈典型大脑瘫痪。

本病在出生时无任何症状，而一旦出现了临床症状，说明大脑已经受到损害。本病以预防为主，早期诊断、早期治疗可有效防止患儿发生智力低下。目前我国已经开展了对全部新生儿做 PKU 筛查的工作，以及时发现患儿。

2. 白化病　是由于酪氨酸酶缺乏引起的一种遗传性代谢缺陷，发病率为 1/20 000～1/10 000。患者的隐性纯合致病基因导致酪氨酸酶缺乏，不能形成黑色素，出现白化症状。患者皮肤呈白色或淡红色，日晒皮肤易灼伤，易患皮肤癌；毛发银白或淡黄色，虹膜和脉络膜不含色素，因而虹膜和瞳孔呈淡红色，并且畏光，部分患者有屈光不正、眼球震颤、视敏度下降等。个别患者局部性白化，出现白斑。该病尚不能根治，应避光防晒，减少紫外线对眼睛和皮肤的损害，以防止皮肤角化和癌变。

3. 尿黑酸尿症　是由于尿黑酸氧化酶缺乏引起的一种遗传性代谢缺陷。患者的隐性纯合致病基因导致尿黑酸氧化酶缺乏，使尿黑酸积聚在血液中，部分随尿液排出后被氧化，使尿呈黑色。患儿出生时一般无明显症状，但尿液会变黑；患者 20 岁以后在巩膜、耳部、鼻、双颊出现弥漫性色素沉积，呈灰黑色或褐色，称褐黄病。由于尿黑酸多聚物长期沉积于组织中，尤其是软骨和关节内，形成变性关节炎。该病的防治主要是限制苯丙氨酸和酪氨酸的摄入，口服维生素 C（图 5-33）。

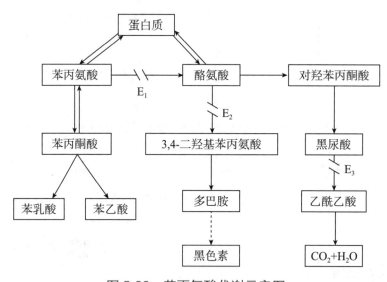

图 5-33　苯丙氨酸代谢示意图

E_1. 苯丙氨酸羟化酶；E_2. 酪氨酸酶；E_3. 尿黑酸氧化酶

4. 半乳糖血症　是由于半乳糖 -1- 磷酸尿苷酰转移酶（GPUT）缺乏而引起的一种遗传性代谢缺陷，发病率约为 1/50 000。由于 GPUT 缺乏，致使半乳糖代谢阻滞，半乳糖、半乳糖 -1-磷酸积聚在血液及组织内。半乳糖 -1- 磷酸对细胞有毒害作用，主要侵犯肝、肾、脑及晶状体。患儿出生时正常，哺乳几天后出现症状，主要表现为对乳糖不耐受，出现拒食、呕吐、腹泻、倦怠，1 周后表现为肝损害（肝大、腹水）和黄疸症状，继而出现白内障，数月后出现智力明显低下等。如能在出生时加以诊断，确诊后应立即停用乳类食物，改用谷类、豆浆、蛋、肉、水果等非乳糖食物喂养，则可避免肝、脑等组织损伤。

考点 常见遗传性代谢缺陷的发病原因及其临床表现

二、分 子 病

根据蛋白质的功能和分布不同，分子病分为血红蛋白病、血浆蛋白病、膜转运蛋白病、结构蛋白缺陷病、受体蛋白病和胶原蛋白病等。

血红蛋白病是血红蛋白分子（Hb）合成异常引起的疾病，常见的血红蛋白病有异常血红蛋白病和地中海贫血。它们的发生都是珠蛋白基因的突变或缺陷所致。全世界至少有 1.5 亿人携带血红蛋白病基因，主要分布于非洲、地中海地区和东南亚人群中，我国南方的发病率较高。血红蛋白是一种由珠蛋白肽链和血红素辅基构成的结合蛋白。一条珠蛋白肽链和一个血红素辅基结合构成一个单体。血红蛋白分子是由两对单体组成的

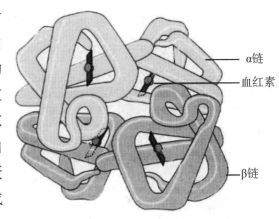

图 5-34 血红蛋白构成示意图

球形四聚体，其中一对单体由两条相同的 α 链各结合一个血红素组成；另一对单体则由两条相同的 β 链各结合一个血红素组成（图 5-34）。α 链由 141 个氨基酸组成，β 链由 146 个氨基酸组成。

1. 异常血红蛋白病　镰状细胞贫血是此类疾病的典型代表，多见于非洲、美洲，我国也有少数病例发生。该病的遗传方式为常染色体隐性遗传。该病是由于编码血红蛋白 β 链的基因发生点突变，从正常的 A 变为 T，使 β 链 N 端的第 6 位密码子由 GAG 变成了 GTG，使其编码的氨基酸由谷氨酸变成缬氨酸，导致正常的血红蛋白 A（HbA）变成了异常的血红蛋白 S（HbS）。患者体内存在 HbS 的红细胞，在氧分压低时，扭曲成镰刀形，镰刀形红细胞变形性降低，很难通过微循环，使血液黏度增加，容易引起局部血液循环阻塞，引起骨骼肌、脾、肺等器官缺氧、缺血、甚至坏死（图 5-35）。同时镰刀形红细胞通过狭窄毛细血管时易破裂，引起溶血性贫血。纯合子症状严重，表现为镰状细胞贫血；杂合子一般不表现临床症状，为镰状细胞性状，偶有表现为轻度贫血。

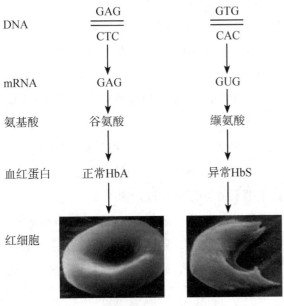

图 5-35　镰状细胞贫血的发病机制

2.地中海贫血　又称珠蛋白生成障碍性贫血，是由于珠蛋白基因缺失或突变，导致某种珠蛋白肽链合成障碍，出现肽链数量的不平衡，导致溶血性贫血。根据合成障碍的肽链不同分为α-地中海贫血和β-地中海贫血两类。前者是指α珠蛋白链基因突变，致使α珠蛋白链的合成部分或全部障碍，导致遗传性溶血性溶血；后者是指由于β珠蛋白链基因突变，致使β珠蛋白链合成受到部分或全部抑制而引起的遗传性溶血性贫血。

考点　镰状细胞贫血和地中海贫血的发病原因

自测题

A₁型题

1.常染色体显性遗传病患者的基因型为（　　）

　A. Bb　　　　B. bb　　　　C. $X^B X^b$

　D. $X^b X^b$　　　E. $X^B Y$

2.下列疾病属于延迟显性遗传的是（　　）

　A.亨廷顿病

　B.多指症

　C.软骨发育不全

　D.齿质形成不全症

　E.地中海贫血

3.堂兄妹之所以不能结婚，是由于他们有（　　）

　A.亲戚关系

　B.二分之一的基因相同

　C.四分之一的基因相同

　D.八分之一的基因相同

　E.六分之一的基因相同

4. B型女性和O型男性婚配，后代中可能出现的血型是（　　）

　A. B型　　　　　　　　B. AB型

　C. B型、O型　　　　　D. O型

　E. A型

5.杂合子的表型介于纯合子显性与纯合子隐性表型之间，其遗传方式是（　　）

　A.隐性遗传　　　　　　B.完全显性遗传

　C.不完全显性遗传　　　D.共显性遗传

　E.多基因遗传

6.交叉遗传的主要特点是（　　）

　A.女性患者的致病基因一定由父亲传来，将来一定传给女儿

　B.女性患者的致病基因一定由母亲传来，将来一定传给儿子

　C.男性患者的致病基因一定由父亲传来，将来一定传给女儿

　D.男性患者的致病基因一定由父亲传来，将来一定传给儿子

　E.男性患者的致病基因一定从母亲传来，将来一定传给女儿

7.父亲为红绿色盲（XR）患者，母亲基因型正常，其后代（　　）

　A.男孩为红绿色盲患者

　B.女孩正常，男孩为色盲致病基因的携带者

　C.女孩为红绿色盲患者

　D.男孩、女孩全是红绿色盲患者

　E.男孩、女孩均正常，但女孩为红绿色盲基因携带者

8. Ph染色体阳性对于下列哪种疾病的诊断有重要意义（　　）

　A.急性白血病　　　　B.慢性粒细胞白血病

　C.再生障碍性贫血　　D.缺铁性贫血

　E.特发性血小板减少性紫癜

9.患儿，男，6个月。眼距宽，眼裂小，鼻根低平，舌大外伸，流涎，身材矮小，有通贯手。其母35岁，近亲结婚，患儿系2胎1产。最可能的诊断是（　　）

　A.糖原贮积病　　　　B. 5p⁻综合征

　C.唐氏综合征　　　　D.苯丙酮尿症

E. 肝豆状核变性

10. 多基因病中，随着亲属级别降低，患者亲属的发病风险将（　　）

    A. 不变　　　　　　B. 增高　　　　　C. 降低

    D. 迅速增高　　　　E. 迅速降低

11. 下列不属于染色体结构畸变类型的是（　　）

    A. 缺失　　　　　　B. 重复　　　　　C. 倒位

    D. 易位　　　　　　E. 染色体不分离

12. 关于多基因病发病的特点，说法错误的是（　　）

    A. 亲缘关系越近，再发风险越大

    B. 家族中患病人数越多，再发风险也越大

    C. 该病的遗传度越高，一级亲属的再发风险越低

    D. 有些多基因病的发病率存在种族差异

    E. 发病有明显的家族聚集趋向

13. $5p^-$ 综合征发病原因是（　　）

    A. 6 号染色体缺失　　B. 5 号染色体易位

    C. 染色体数目改变　　D. 5 号染色体短臂缺失

    E. 5 号染色体发生臂内倒位

14. 克兰费尔特综合征的核型是（　　）

    A. 47，XYY　　　　B. 47，XXY　　C. 45，X

    D. 47，XXX　　　　E. 46，X，i（Xq）

15. 在某红绿色盲男孩的父母、祖父母、外祖父母中，除祖父为红绿色盲外，其他人都正常，这个男孩的致病基因来自（　　）

    A. 外祖父→母亲→男孩

B. 外祖母→母亲→男孩

C. 祖父→父亲→男孩

D. 祖母→父亲→男孩

E. 祖父→母亲→男孩

16. 造成遗传性代谢缺陷的根本原因是（　　）

    A. 酶异常　　　　　　B. 基因突变

    C. 代谢紊乱　　　　　D. 需要的物质缺乏

    E. 不需要的中间产物积累

17. 对镰状细胞贫血叙述错误的是（　　）

    A. 基因突变是 A 变成了 T

    B. 红细胞由圆饼形变成了镰刀形

    C. 谷氨酸变成了赖氨酸

    D. 镰刀形红细胞变形性降低

    E. 正常的血红蛋白 A 变成了异常的血红蛋白 S

18. 一个先天性耳聋的男子与一个基因型正常的女子婚配，预期他们子女的情况（　　）

    A. 儿女表型正常，但都是携带者

    B. 儿子都正常，女儿都是携带者

    C. 女儿均有 1/2 可能性发病

    D. 儿女均有 1/2 可能性发病

    E. 儿女均有 1/4 可能性发病

19. 血友病 A 的致病机制是（　　）

    A. 缺乏凝血因子基因，血液不能正常凝固

    B. 葡萄糖 -6- 磷酸脱氢酶缺乏

    C. 苯丙氨酸羟化酶累积过多

    D. 尿黑酸氧化酶累积过多

    E. 葡萄糖 -6- 磷酸脱氢酶过多

（谢玲林）

| 第6章 |
遗传病的诊断与防治

目前大多数遗传病都没有理想的治疗方法，所以遗传病的诊断和预防就显得尤为重要。与常见病的临床诊断相比较，病因诊断是遗传病诊断的最突出特点，利用遗传学基本知识与技术方法，通过对患者及其家系成员实施遗传学检查，寻找与确定导致疾病表型的染色体畸变、基因致病突变，从而为遗传病提供确诊、治疗与预防的依据。

第1节　遗传病的诊断

案例 6-1

一名32岁的女性，已婚5年。父亲43岁时因血尿就医，发现双肾多发性囊肿，诊断为多囊肾。该女士 B 超发现左肾有2个囊肿，右肾有1个囊肿，肾功能正常，未发现肾外囊肿。该女士现已妊娠14周，因认为本人罹患显性遗传的多囊肾，担心胎儿今后发病而就诊。

思考： 1. 根据临床诊断，绘制系谱，并预测胎儿发病的风险。

　　2. 如果要找到该病的病因，应该选择做什么检查？

　　3. 胎儿应怎么诊断？

遗传病涉及机体各组织器官，因此，遗传病的诊断是一项复杂的工作，需要临床的多个学科密切配合。根据诊断时间不同，遗传病诊断分为临症诊断、症状前诊断和产前诊断；根据诊断方法不同，分为常规诊断和特殊诊断。常规诊断指一般疾病的诊断方法，如询问病史、检查症状和体征、进行必要的实验室检查等；特殊诊断是指利用遗传学方法进行诊断，如系谱分析、染色体检查、基因诊断等，是确诊的关键。

一、常规临床诊断

（一）病史采集

病史采集主要是通过采集对象的主观描述和相关个体的病案查询来进行，同时还要收集家族史、婚姻史和生育史。家族史主要包括家庭中各成员的健康状况，有无同病患者，患者发病年龄、病程特点等。婚姻史主要包括婚龄、结婚次数、配偶健康情况及有无近亲结婚等。生育史主要包括生育年龄，子女数目及健康状况，有无流产、死产和早产史；如有新生儿死亡或患儿，还要了解患儿是否有产伤、窒息，妊娠早期有无患过病毒性疾病或接触过致畸物质。病史采集的关键是材料的真实性和完整性。

（二）症状与体征

遗传病具有与其他疾病相同或相似的体征，可能还有其特殊的临床表现，比如同是智力低下，若伴有白内障、肝硬化等，可考虑半乳糖血症；若伴有鼠尿样气味则提示为苯丙酮尿症；若伴有眼间距宽、眼裂小、外眼角上斜等体征可考虑为唐氏综合征，患儿有特殊的猫叫样哭声应考虑为 5p⁻ 综合征等，这些都可为初步诊断提供线索。

另外，大多数遗传病在婴儿或儿童期就有相应的症状和体征，因此，除观察外貌特征外，还要注意其身体生长发育、智力发育、性器官和第二性征发育是否存在异常。

二、系谱分析

系谱分析往往由先证者的症状、体征、实验室检查和其他辅助检查做出疾病的诊断后，追溯到家系中其他成员，绘制系谱。在单基因病家族史的调查中，系谱分析的主要作用是判断疾病的遗传方式，确定是显性或隐性、常染色体遗传病或性染色体遗传病等。此外，还有助于区分表型相似的遗传病，以及同一遗传病的不同类型。

在系谱分析过程中要注意：①确保系谱资料的完整性和系统性；②确保系谱的真实性；③分析显性遗传病时，应特别注意延迟显性现象，以及因外显不全而出现的隔代遗传现象；④目前家庭子女普遍较少，当见到仅有一个患者的家系时，可优先考虑常染色体隐性或 X 连锁隐性遗传，但不能排除新发突变导致显性遗传病的可能；⑤由于遗传异质性（不同基因型决定相同表型的现象）的存在，可能将不同遗传方式引起的遗传病误认为同一种遗传病。

考点　系谱分析的注意事项

三、细胞遗传学检查

染色体病的诊断除了病史、症状和体征外，还需要辅助细胞遗传学检查。细胞遗传学检查包括染色体检查和性染色质检查，是较早应用于遗传病诊断的辅助手段。

（一）染色体检查

染色体检查即核型分析，是确诊染色体病的主要方法。近年来，随着高分辨显带技术的出现，能更加准确地判定和发现更多的染色体数目和结构异常综合征，发现新的微小畸变综合征。

染色体检查标本主要取自患者的外周血、骨髓、胸腔积液、腹水、手术切除的病理组织、培养细胞等；还可取胎儿皮肤、脐带血、绒毛和羊水中胎儿脱落细胞、受精卵卵裂细胞进行产前诊断。

染色体检查的适应证主要包括：①有明显智力不全、生长迟缓或伴其他先天畸形者；②多发性流产、死胎的妇女及其丈夫；③女性原发性闭经和女性不孕症者；④无精子症和男性不育症者；⑤两性内外生殖器畸形者；⑥家族中已有染色体异常或先天畸形的个体；⑦ 35 岁以上的高龄孕妇；⑧原因不明的智力低下并伴有大耳、大睾丸和多动症者；⑨恶性肿瘤，尤其是恶性血液病患者；⑩长期接触致畸、致突变物质的人员。

考点　染色体检查的适应证

（二）性染色质检查

性染色质检查包括 X 染色质检查和 Y 染色质检查，主要用于性染色体数目异常或两性畸形所致疾病的初步诊断和产前诊断，但确诊仍需依靠染色体检查。性染色质检查方法比较简单，无需细胞培养。检查的标本主要来自口腔黏膜上皮细胞、阴道黏膜脱落上皮细胞，也可采用绒毛或羊水中胎儿脱落的细胞涂片。

四、生化检查

生化检查是遗传病诊断中的重要辅助手段，该方法特别适用于遗传性代谢缺陷和分子病等遗传病的检查。蛋白质是基因的表达产物，基因突变所致的单基因遗传病必然导致某些蛋白质的异常，其代谢中间产物、底物、终产物也会发生质和量的变化，从而导致一些器官的发育和正常的代谢发生障碍，并在临床上表现出一系列症状。通过对这些物质的检测，可以反映基因的病变，表 6-1 列举了一些可以通过酶活性检测而诊断的遗传性代谢缺陷。

表 6-1　常见的通过酶活性检测而诊断的遗传性代谢缺陷

疾病	缺陷的酶	采样组织
白化病	酪氨酸酶	毛囊
苯丙酮尿症	苯丙氨酸羟化酶	肝
半乳糖血症	半乳糖 -1- 磷酸尿苷酰转移酶	红细胞
葡萄糖 -6- 磷酸脱氢酶缺乏症（蚕豆病）	葡萄糖 -6- 磷酸脱氢酶	红细胞
腺苷脱氨酶缺乏症	腺苷脱氨酶	红细胞
进行性假肥大性肌营养不良	肌酸磷酸激酶	血清

五、基因诊断

基因诊断是利用分子生物学技术，从基因水平检测体内 DNA 或 RNA 结构和表达水平的变化，从而对特定疾病做出诊断的方法。基因诊断不受基因表达的时空限制，也不受取材的细胞类型和发病年龄的限制，具有特异性强、灵敏度高、适应面广的特点，因此在遗传病诊断中日益普及。

（一）分子杂交

分子杂交的原理是核酸变性和复性，即在某些理化因素的作用下双链的核酸分子解开，在条件恢复后又形成双链结构。当用一段已知基因的核酸序列作为探针，与变性后的未知基因的单链 DNA 混合时，若两者碱基互补配对结合成双链，则表明被测 DNA 中含有已知基因序列。利用这一原理，可制备多种已知核苷酸序列核酸作为探针，来测定被测基因的核苷酸序列。

（二）聚合酶链反应

聚合酶链反应（PCR）是体外扩增 DNA 的常用技术。通过变性、退火、延伸的循环周期，使特定的基因或 DNA 片段在 2～3 小时内扩增数十万倍甚至百万倍，大大缩短了诊断时间。PCR 常结合其他技术（如 DNA 测序技术）进行遗传病的诊断。

（三）DNA 测序技术

DNA 测序技术即测定 DNA 一级结构中的碱基排列顺序。由此可以比较异常基因与正常基因的差异，是基因突变检测的金标准。目前已经应用的有第一代 DNA 测序技术和第二代 DNA 测序技术。近年来，随着第二代 DNA 测序技术成本的降低，高通量基因组学技术正逐渐走向临床应用，推动了个人基因组测序及个体化医学时代的到来。

（四）基因芯片技术

基因芯片（gene chip），也叫 DNA 芯片，大小如指甲盖一般，其基质一般是经过处理后的玻璃片，其基本原理是核酸杂交。基因芯片技术具有微量化、大规模化、高度自动化的特点，是基因诊断技术中一个新型强大武器，可用于大规模筛查由基因突变所引起的疾病，大大节省了诊断时间。但目前基因芯片检测费用较高，还没有在临床上广泛使用。随着技术的成熟和费用的降低，基因芯片技术用于临床诊断的前景十分广阔。

六、皮肤纹理分析

皮肤纹理（简称皮纹）是指人的手指、掌面、足趾和跖面的皮嵴与皮沟走向不同而形成的纹理图形。每个人都有特殊的皮肤纹理，在胚胎的第 14 周就已形成，出生后定形且终生不变，因此皮纹具有高度特异性和稳定性的特点。某些遗传病特别是染色体病患者的皮纹常出现变化，所以皮纹分析可以作为遗传病诊断的一种辅助手段和参考指标。

（一）人类正常皮纹

1. 指纹 即手指末端的皮纹。在皮纹中由三组不同方向的嵴纹汇聚一处而形成的汇合点称为三叉点。根据指端外侧三叉点的数目将指纹分为三种类型：弓形纹、箕形纹和斗形纹（图 6-1）。

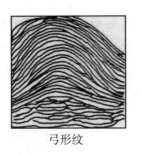
弓形纹
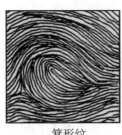
箕形纹
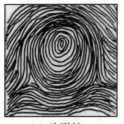
斗形纹

图 6-1 指纹的类型

2. 总指嵴纹数 从箕形纹或斗形纹的中心点到三叉点画一直线，这条直线跨过的嵴纹数目称为嵴纹计数。弓形纹没有嵴纹数，箕形纹有一个嵴纹数，斗形纹有两个嵴纹数（取两个中较大的为准）。将双手十指的嵴纹计数相加即为总指嵴纹数（TFRC）。

3. 掌纹 手掌中的皮纹称为掌纹（图 6-2）。掌纹的分析包括大鱼际区、小鱼际区、指间区、指基三叉点及其发出的掌纹线、t 三叉点和 atd 角。由指基三叉点分别向手心发出四条主线，分别称为 A 线、B 线、C 线和 D 线。其中，临床应用广泛的是 t 三叉点和 atd 角。在手掌基部大小鱼际之间，有一个三叉点称为轴三叉点，简称 t 三叉点，其位置的高低对某些疾病的诊断有重要参考意义。atd 角是指 a 指基三叉点（在示指下有一三叉点 a）和 d 指基三叉点（在小指下有一三叉点 d）到 t 三叉点的连线所构成的夹角（图 6-3）。atd 角的大小可反映 t 三叉点的位置。atd 角小于 45°，轴三叉点用 t 表示；如 atd 角为 45°～56°，用 t′ 表示；若 atd 角大于 56°，则用 t″ 表示。我国正常人 atd 角平均值为 41°。

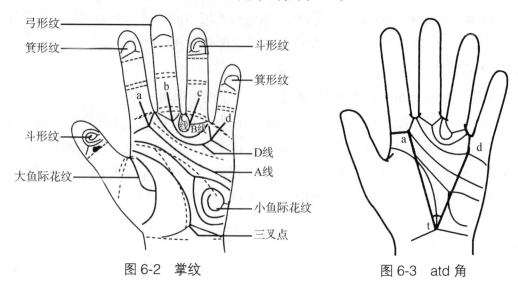

图 6-2　掌纹　　　　　　　　　　　图 6-3　atd 角

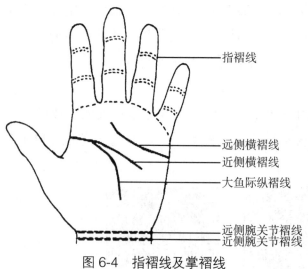

图 6-4　指褶线及掌褶线

4. 褶线　是指手指和手掌的关节弯曲活动处明显可见的褶纹，分别称为指褶线和掌褶线（图 6-4）。

（1）指褶线：正常人除拇指只有一条指褶线外，其余各指都有两条指褶线。

（2）掌褶线：正常人的手掌褶线有三条，即远侧横褶线、近侧横褶线和大鱼际纵褶线。

有时远侧横褶线和近侧横褶线连接成一条单一的褶线横贯全掌，称为猿线，我国称为通贯手。根据两者相接的程度不同，可分为各种变异类型（图 6-5）。

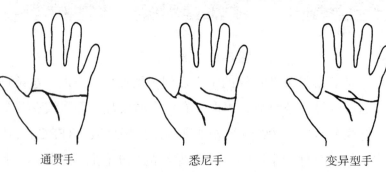

通贯手　　　　　　　悉尼手　　　　　　　变异型手

图 6-5　掌褶线各种变异类型

（二）皮纹检查的临床意义

皮纹变化与某些染色体异常、先天性疾病及不明原因的综合征有一定关系，但正常人也可出现异常皮纹，故皮纹分析只能作为诊断旁证或疾病的初筛，不能作为确诊的依据。

考点 遗传病诊断的方法

七、产前诊断

产前诊断又称宫内诊断，是对胚胎或胎儿在出生前是否患有某种遗传病或先天畸形做出的诊断。产前诊断的标本主要来源于胎盘、羊水、脐血、胎儿组织等。

产前诊断的对象主要包括：

1. 35 岁以上的高龄孕妇或夫妇一方有明显致畸因素接触史者。

2. 夫妇之一有染色体数目或结构异常者；生育过染色体病患儿的孕妇。

3. 曾生育过单基因遗传病患儿的孕妇或推测孕妇是 AR 或 XR 携带者。

4. 夫妇之一有开放性神经管畸形，或生育过这种畸形患儿的孕妇。

5. 有不明原因的自然流产、畸胎、死产及新生儿死亡的孕妇。

6. 羊水过多的孕妇。

7. 具有遗传病家族史又属于近亲结婚的孕妇。

目前，可将产前诊断分为两大类，即有创性产前诊断和无创性产前诊断。

（一）有创性产前诊断

1. 孕早期绒毛吸取术　一般于妊娠 10 ～ 12 周进行。该技术在 B 超的监护下进行，用特制的取样器，从阴道经宫颈进入子宫，沿子宫壁到达取样部位，吸取绒毛（图 6-6）。绒毛样本可用于染色体病诊断、胎儿性别鉴定、代谢病、生化检测及 DNA 分析。其优点是孕早期就可作出诊断，需要做选择性流产时，给孕妇带来的损伤和痛苦较小。

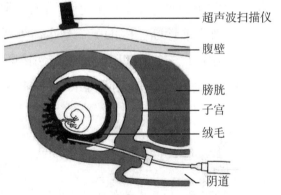

图 6-6　绒毛吸取术示意图

2. 孕早中期胎儿镜检查　主要用于超声显像技术所不能显示的体表微小畸形，胎儿镜插入羊膜腔后可直接观察胎儿畸形，还可进行宫内治疗等。该项技术如果操作不当，会引起流产、母体免疫反应等，所以应用受到一定的限制。

3. 孕中期羊膜穿刺术　又称羊水取样，是指在 B 超监视和引导下抽取胎儿羊水的方法，是目前最常用的产前诊断方法（图 6-7）。一般在妊娠 16 ～ 20 周时进行，此时羊水量多，胎儿浮动，穿刺时易于进针，也不易伤及胎儿，并且此期胎儿脱落细胞也较多，易于培养，成功率高。羊水中胎儿脱落细胞经体外培养后，可进行染色体、基因和生化分析。此法适用于诊断染色体病、神经管缺陷及基因突变引起的疾病。

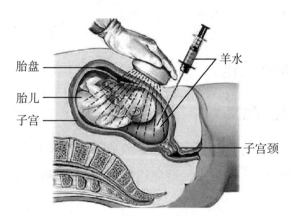

图 6-7　羊膜穿刺术示意图

4. 孕中晚期脐带穿刺术　是在 B 超的监护下，用细针经腹壁、子宫壁穿入胎儿脐带，并抽取胎儿血液样本。脐带穿刺术一般是在妊娠第 22 ～ 30 周进行，常作为因错过绒毛吸取术或羊膜穿刺术取样的最佳时机或羊水检测失败的补救措施，可检测胎儿血液系统疾病和先天性免疫缺陷病等。

（二）无创产前诊断

1. B 超检查　是一种操作简便且检查相对安全的产前诊断技术，现应用最广，是首选的无创产前诊断方法。B 超检查能够详细地检查胎儿的外部形态和内部结构，可用于多胎妊娠、羊水过多、羊水过少、无脑儿、脑积水、脊柱裂、脑膜膨出、多囊肾、唇裂、腭裂、肢体短小等发育迟缓的诊断。需要指出的是，B 超检查的敏感性和准确性在很大程度上取决于操作者的技术和经验，所以对观察结果必须认真分析，以免发生误诊。

2. X 线检查　主要检测妊娠 18 周以后胎儿骨骼发育情况，如软骨发育不全、骨骼畸形等。但因 X 线对胎儿有一定影响，现已极少使用。

3. 孕妇外周血分离胎儿细胞　是近年来发展起来的一种新型无创伤性产前诊断技术，易被广泛接受。妊娠期，通过胎盘进入孕妇外周血中的少量胎儿细胞虽然数量不多，但可通过一些标记来识别。这些细胞经富集、分离后，可通过 PCR 等方法进行产前诊断。现已成功用于唐氏综合征、β- 地中海贫血、软骨发育不良等疾病的产前诊断。随着孕妇血中胎儿细胞检测技术的成熟，该技术在无创产前诊断中将会发挥越来越重要的作用。

4. 植入前诊断（PGD）　是在体外受精基础上，在受精卵卵裂至 6 ～ 10 个卵裂球时，采集胚胎中 1 ～ 2 个细胞进行遗传病诊断，确定正常后再将胚胎植入子宫。它是随着体外受精、胚胎移植、受精卵和胚胎冷冻等辅助生育技术的出现而开展的一种新兴产前诊断技术。

考点　产前诊断的概念、主要诊断方法

医者仁心

简悦威与基因诊断

1970 年，简悦威开始研究地中海贫血，并确定了地中海贫血的类型。1974 年，他首先测定了 α- 地中海贫血患者的基因存在缺失，并将这个发现应用于产前诊断。1978 年，简悦威等利用分子生物技术成功实现了对镰状细胞贫血进行产前诊断，从而开创了遗传病基因诊断的新阶段。基因诊断现已普遍用于各种疾病的诊断和产前诊断。简悦威教授为遗传学的发展做出的卓越贡献，特别是作为华人科学家在分子遗传学领域的成就值得每一个中国人为之骄傲。

第 2 节　遗传病的预防

一、遗传病预防的意义

遗传病预防主要指预防遗传病的发生和防止遗传病患儿的出生。大多数遗传病都发病早且后果严重，目前多无有效的治疗方法。因此，实行以预防为主，避免遗传病的发生和防止遗传病患儿的出生，是人类优生学的重要内容。

二、遗传病预防的主要措施

（一）避免接触致畸因子

环境中各种因素的改变都会直接或间接地影响人类生活和生存。因为环境污染不仅会引起严重的疾病，而且会造成人类遗传物质的损伤，可能传给下一代，造成严重的后果，所以应避免接触各种致畸因子。

（二）遗传病的群体普查与登记

遗传病的群体普查，目的是掌握人群中遗传病的种类、分布、遗传方式、发病率、致病基因频率、携带者频率等，以便对患者及其家属进行婚姻和生育指导，从而控制遗传病在群体中流行。

遗传病登记是在普查的基础上对所发现的遗传病患者进行系统登记，以便进行深入观察和分析。登记时应做到详细和全面，一般需要登记本人的病史、发育史、婚姻史、生育史及家族史等。这样不仅有利于认识遗传病特点，还有利于探讨发病机制和研究防治措施。

（三）遗传筛查

1. 携带者筛查　携带者是指表型正常且带有致病基因的杂合体，包括隐性遗传病的杂合体、染色体平衡易位及倒位的携带者、显性遗传病的不完全外显者或延迟显性个体。当他们生育后代时便可能有患儿出现，因此携带者筛查是非常必要的，对预防遗传病、实现优生有重要意义。例如，我国南方各省的 α- 地中海贫血及 β- 地中海贫血的发病率较高，因此检出双方同为 α- 地中海贫血或同为 β- 地中海贫血杂合子的人多，这时，进行婚姻及生育指导，配合产前诊断，就可以从第一胎起防止重型患儿出生，降低重型患儿出生率。

2. 产前孕妇血清筛查　筛查对象为 35 岁以下妊娠 7 ～ 20 周的一般孕妇，筛查项目为胎儿染色体异常和神经管畸形。孕早期（7 ～ 12 周）筛查常用 B 超测量胎儿颈后半透明带厚度（NT）。孕中期（14 ～ 20 周）筛查常结合血清三项指标，即甲胎蛋白（AFP）、非结合雌三醇（UE3）和人绒毛膜促性腺激素（hCG）三项血液指标检测，对筛查结果阳性的高风险病例，应及时提出产前诊断的建议。

3. 新生儿筛查　是在新生儿期针对某些疾病进行的检查，一般采取脐血或足跟血的血纸片进行检测。筛查的病种通常是发病率高，可致死、致残、致愚和能防治的疾病。新生儿筛查往往能早期发现某些遗传性疾病，以便尽早开始有效治疗和预防，防止发病或减轻症状。目前我国列入筛查的疾病有苯丙酮尿症、半乳糖血症、家族性甲状腺肿和葡萄糖 -6- 磷酸脱氢酶缺乏症。

（四）遗传咨询

遗传咨询是指由遗传咨询医生或其他专业人员与咨询者共同商讨咨询者提出的各种遗传学问题，并在医生指导下合理解决这些问题的全过程（详见第 7 章）。

考点　遗传病预防的主要措施

第 3 节　遗传病的治疗

遗传病的治疗通常只是改善或矫正患者的临床症状，还没有根治的方法。随着分子生物学的发展，临床诊断和检测技术迅速提高，基因治疗技术逐步进入临床，为遗传病的根治展现了光明的前景。

一、手术治疗

手术治疗是指应用外科手术的方法对病损器官进行切除、修补或替换。它是目前治疗遗传病最常用的方法，主要包括手术矫正和器官组织移植。

（一）手术矫正

手术矫正是遗传病治疗的主要手段，是指对遗传病产生的畸形以手术的方式进行矫正、修补或切除。例如，修补和缝合腭裂、唇裂，对先天性心脏畸形、两性畸形实施矫正手术，对多指（趾）进行切除，对遗传性球形红细胞增多症进行脾切除等。

（二）器官和组织移植

对患者受损的组织器官可实行组织器官移植，如通过肾移植治疗家族性多囊肾、遗传性肾炎等，肾移植是迄今最成功的器官移植；通过骨髓移植治疗重型地中海贫血和镰状细胞贫血；通过角膜移植治疗遗传性角膜萎缩症；通过胰腺移植治疗胰岛素依赖性糖尿病等。

二、药物治疗

药物治疗的基本原则是去其所余，补其所缺。①去其所余：如地中海贫血患者因长期输血导致的含铁血黄素沉积症，可使用去铁胺 B 治疗，以去除多余的铁；肝豆状核变性是一种铜代谢障碍性疾病，应用青霉胺与铜离子能形成螯合物的原理，给患者服用青霉胺，去除患者体内累积的铜离子等。②补其所缺：如对于某些因 X 染色体畸变所引起的女性疾病，可以补充雌激素，使患者的第二性征得到发育；对于先天性肾上腺皮质增生症患者，可用类固醇激素进行治疗；生长激素缺乏性侏儒症患者可以通过补充生长激素来治疗；糖尿病患者可注射胰岛素进行治疗等。

三、饮食治疗

饮食治疗的原则是禁其所忌，补其所需。例如，苯丙酮尿症患儿一经确诊，须喂以低苯丙氨酸食物，限制食物中苯丙氨酸的含量，使血液中苯丙氨酸浓度控制在 20 ～ 100mg/L，且至少应维持到 6 岁，甚至要终生维持。目前已有商品化的低苯丙氨酸奶粉，同时，也可在常规进食后，服用苯丙氨酸氨基水解酶胶囊，将苯丙氨酸转化为苯丙烯酸。对葡萄糖 -6- 磷酸脱氢酶缺乏者，禁食蚕豆或应用奎宁类药物，以免引起患者出现溶血性贫血等。

四、基因治疗

基因治疗是运用 DNA 重组技术，将具有正常基因及其表达所需的序列导入病变细胞或替代细胞中，以替代或补偿缺陷基因的功能，或抑制基因的过度表达，从而达到治疗遗传病的目的。其策略主要包括基因替代、基因修正（即原位修复）、基因增强、基因抑制等。根据基因转移的受体细胞不同，基因治疗分为生殖细胞基因治疗和体细胞基因治疗。

（一）生殖细胞基因治疗

生殖细胞基因治疗是将正常基因转移至遗传病患者的精子、卵子或受精卵中，使其发育成正常个体。理论上，该方法是根治遗传病的最理想的方法，但因技术、社会伦理等因素目前很少采用。

（二）体细胞基因治疗

体细胞基因治疗是将正常基因转移到体细胞，使其表达基因产物，以达到治疗目的。基因治疗只涉及体细胞的遗传转变，不影响下一代，方法上也易于实施，现在已经广泛应用。据美国国立卫生研究院统计，全球 700 多种疾病被列为基因治疗临床研究的对象。其中，包括一些单基因遗传病，如腺苷脱氨酶缺乏症、血友病、β- 地中海贫血等，此外，还包括一些肿瘤、感染性疾病，以及心血管系统的复杂疾病等。体细胞的基因治疗具有广阔的应用前景。

考点　遗传病治疗的主要方法

自 测 题

A₁ 型题

1. 遗传病病史采集的准确性至关重要，除一般病史外，应着重了解患者的婚姻史、生育史和（　　）
   A. 发热　　　B. 传染病史　　C. 家族史
   D. 染色体　　E. 性染色质

2. 染色体检查又称核型分析，是确诊哪类遗传病的主要方法（　　）
   A. 染色体病　　B. 单基因病　　C. 多基因病
   D. 线粒体病　　E. 体细胞遗传病

3. 具备下列哪一指征者应进行染色体检查（　　）
   A. 新生儿黄疸伴智力低下
   B. 智力低下伴鼠尿样气味
   C. 智力低下伴肝硬化和白内障
   D. 原因不明的智力低下伴大耳、大睾丸和多动症
   E. 智力低下伴骨骼畸形、面容粗陋和肝脾大

4. 在临床上生化检查主要是诊断哪一项遗传病首选的方法（　　）
   A. 常染色体病　　B. 性染色体病
   C. 多基因病　　　D. 单基因病
   E. 地中海贫血

5. 利用孕妇外周血分离胎儿细胞是一项（　　）
   A. 非创伤性产前诊断技术
   B. 创伤性产前诊断技术
   C. 创伤性很大的产前诊断技术
   D. 分离母体细胞
   E. 和脐带穿刺术同类

6. 进行产前诊断时，妊娠多少周取羊水最合适（　　）
   A. 16 ～ 20 周　　B. 10 ～ 15 周
   C. 22 ～ 25 周　　D. 25 ～ 30 周
   E. 5 ～ 10 周

7. 由于分子遗传学的飞速发展，遗传病的治疗有了突破性的进展，已从传统的手术治疗、饮食治疗、药物治疗等跨入了（　　）
   A. 手术与药物治疗　B. 饮食与维生素治疗
   C. 基因治疗　　　　D. 蛋白质与糖类治疗
   E. 物理治疗

8. 目前，遗传病的手术治疗主要包括（　　）
   A. 手术矫正和器官移植
   B. 器官组织细胞修复
   C. 克隆技术
   D. 推拿疗法
   E. 分子治疗

（张乾英）

| 第 7 章 |
遗传与优生

　　我国是人口大国，也是出生缺陷高发国家，1 岁以内婴幼儿的死因中先天畸形占首位，新生儿中遗传病患者占 23% ～ 25%。生出健康、聪明的新生儿已是我国人口政策的一个重要内容。因此，优生优育与遗传咨询工作越来越重要和迫切，它既利国又利民。

第 1 节　优　生　学

 案例 7-1

　　一对健康的青年男女，期盼婚后拥有一个健康、聪明的孩子，可他们对生孩子有一种恐惧感，原因是他们的健康朋友中，有一对夫妻生出了唐氏综合征患儿。

思考：1. 唐氏综合征属于什么类型的遗传病？

　　　　2. 他们如果想要健康、聪明的孩子，应怎么做？

一、优生学的概念

　　优生是指通过健康教育、健康检查等措施，避免出生缺陷，生育健康的、在身体和智力方面优质的后代。优生学诞生于 19 世纪 80 年代，是在进化论和遗传学发展的基础上建立起来的。优生学是指应用遗传学的原理和方法，改善人类遗传素质，防止出生缺陷，提高人口质量的科学。优生学通过人为地采取一些措施，降低不良的遗传素质，增加优良的遗传素质，防止和减少遗传病和先天性缺陷儿的孕育和发生，使出生的孩子具有优良的体力和智力。

考点 优生学的概念

二、优生学的分类

　　优生学根据研究任务可分为正优生学和负优生学。

　　1. 正优生学　又称演进性优生学，是研究如何增加群体中有利表型的基因频率，促进智力和体力上优秀个体的繁衍。正优生学的主要措施有生殖细胞的冷冻储存、建立精子库、人工授精、试管婴儿、胚胎移植、卵子赠送、重组 DNA 技术、克隆技术等。其中，生殖细胞的冷冻储存、建立精子库、人工授精、试管婴儿、胚胎移植、卵子赠送已成功应用于临床实践；重组 DNA 技术和克隆技术还处于研究之中。正优生学属高科技领域，由于它受技术和条件的限制，并涉及社会伦理、道德观念、法律行为等诸多问题，目前还存在争议。但它具有积极的意义，前景是乐观的。

2. 负优生学　又称预防性优生学，主要研究如何降低群体中有害的基因频率，减少以至消除有严重遗传病和先天性缺陷的个体出生。目前负优生学采取的主要措施有婚前检查和指导、妊娠早期保护、遗传咨询、产前诊断、孕期及围生期保健等。负优生学是最基本、最现实的优生措施，它具有技术难度低、费用不高、方便实施等优点。目前我国主要以负优生学为主。

考点 负优生学的主要措施

三、优生优育咨询

优生优育咨询是以优生学的研究成果为指导，对咨询者提出的有关优生优育问题给予科学合理的建议，从而达到优生优育的目的。根据个体发育的不同阶段，优生优育咨询主要包括以下几个方面的内容。

（一）婚前优生优育咨询

婚前优生优育咨询是通过了解咨询对象双方的生理条件，确定咨询对象是否适合结婚，这是优生的前提。

1. 择偶　每位青年男女都有自己的择偶标准，无论怎样的择偶标准，男女双方必须了解对方及其家庭成员是否有严重的遗传病或与遗传有关的疾病，避免日后出现不孕不育或生出缺陷儿。

2. 婚前保健服务　是男女双方在结婚登记前对他们进行婚前医学检查、婚前卫生指导和婚前卫生咨询。

（1）婚前医学检查：也称婚前体检，是指对准备结婚的男女双方进行一次全面的与婚育因素有关的健康检查。通过询问病史（如既往健康史、家庭史、家族史，有无遗传病、精神病、传染病史等）、体格检查、常规辅助检查（血常规、尿常规等）和其他特殊检查（如染色体检查、基因检查等），诊断出是否患有严重遗传性疾病（后代再发风险高的）、指定传染病（艾滋病、淋病、梅毒、麻风病等）和有关精神病（精神分裂症、躁狂抑郁型精神病等），这样婚前可及时发现问题以便得到及时治疗；对有遗传性疾病、性连锁遗传的男女进行遗传病咨询与干预，以阻断遗传性疾病、性连锁遗传的延续。

（2）婚前卫生指导：是指对准备结婚的男女双方进行的以生殖健康为核心，以结婚、生育为目的的有关卫生保健知识的宣传教育。其内容包括介绍男女生殖系统的解剖生理、性卫生知识，新婚避孕知识，婚后计划生育安排和避孕方法的选择，受孕前的准备和注意事项及生育知识等。

（3）婚前卫生咨询：是指婚检医生针对医学检查结果发现的异常情况及服务对象提出的具体问题进行解答，帮助服务对象在知情的基础上做出适宜的决定。婚检医生在提出禁止结婚、暂缓结婚和不宜生育等医学建议时，应充分尊重服务对象的意愿，耐心、细致地说明科学道理，对可能产生的后果给予重点解释，并由受检双方在体检表上签署知情意见。

（二）孕前优生优育咨询

孕前优生优育咨询是出生缺陷一级预防的最关键环节，是积极、主动、经济、有效、无痛苦的预防措施。孕前期优生优育咨询是为准备怀孕的夫妇提供以健康教育与咨询、健康状况评估、健康指导为主要内容的保健服务。其目的是指导咨询对象在孕前创造一个良好的生育环境，减轻和消除不良因素，为优生奠定基础。

1. 怀孕前的准备

（1）避开不利的受孕时机：如接触过有毒有害化学物质或接触过放射线者，应该在孕前一段时间避免接触；吸烟、饮酒者必须戒烟、禁酒 2 ～ 3 个月后才能受孕；长期口服避孕药或长期因某疾病服药者，应停药一段时间后受孕；接触过某些急性传染病患者，应当进行检查，排除感染可能后再受孕等。

（2）注意营养调理：受孕前夫妻的营养状况直接影响到精子、卵子的质量，为了保证生殖细胞的质量，孕前几个月夫妻双方必须保证营养物质的摄取，多吃富含优质蛋白、必需微量元素和维生素的食物；一日三餐，膳食合理平衡，同时应多呼吸新鲜空气、多接触阳光和多饮水。应倡导孕前检查，让夫妻双方选择在身体健康状况最佳、心理状态良好、心情轻松愉快时受孕。

2. 选择最佳的生育年龄　从优生优育的角度看，女性的最佳生育年龄一般在 25 ～ 29 岁，男性一般在 26 ～ 35 岁。这期间生育能力旺盛，精子、卵子质量好，不易发生流产、早产、死产及并发症。低于 20 岁或超过 35 岁的女性，其生殖细胞在减数分裂时染色体畸变的概率增加，先天畸形的风险将增大。

3. 选择最佳的受孕季节　受孕季节因地而异，就我国大部分地区来说，应尽量避免在初春或深冬气候多变的季节受孕，以春末夏初和夏末秋初时受孕最为适宜。春末夏初受孕，孕妇经历春、夏、秋三个蔬果旺季，能补充足够的天然蔬菜和水果。另外，在这个季节受孕，孕妇在整个怀孕期间可获得良好的日照条件，多晒太阳能帮助转化维生素 D，促进钙、磷的吸收，有利于胎儿骨骼的钙化；夏末初秋受孕，即 11 月初为妊娠第 3 个月，秋高气爽，气候宜人，早孕反应阶段避开了盛夏对食欲的影响，秋季时蔬菜水果供应齐全，容易调节食欲，增加营养，有利于胎儿的生长发育，特别是脑发育。足月分娩时，正是气候宜人的春末夏初，这样的季节有利于新生儿对外界环境的适应，从而能更好地生长发育。

（三）孕期优生优育咨询

孕期优生优育咨询应从早孕（妊娠初期 3 个月）开始，其主要内容包括对孕妇营养、保健、用药及胎儿监护等方面的具体指导。

1. 建立最佳的孕期环境

（1）孕妇应具备良好的心理素质：学会自我心理调节，在孕期始终保持稳定、乐观、良好的心境，以保证胎儿身心健康发育。

（2）注重合理的孕期营养：妊娠最初 3 个月，由于内分泌和精神因素的影响，孕妇易恶心、呕吐、厌食。此时以清淡饮食为宜，且最好采用少食多餐的方式。当妊娠 4 ～ 7 个月时，胎儿生长速度加快，对各类营养物质的需求增加，孕妇必须每日摄取优质的动物蛋白（蛋类、牛肉、瘦猪肉、鱼虾类等）和植物蛋白（如豆类、玉米等）。孕期最后 3 个月，胎儿生长需要的营养也逐渐增加，但孕妇胃肠消化功能减弱，故饮食宜清淡可口，既要富有营养又要易于消化吸收，并注意减少食盐的摄入，多吃纤维素多的新鲜蔬菜和水果。

（3）良好的卫生保健：孕期应该有劳有逸，工作之余保证有足够的睡眠和休息时间，进行适量的运动；同时注意个人卫生，衣着宽大得体，面料柔软；要节制性生活，以免发生流产、早产及感染；孕期还要定期进行产前检查，确保母婴安全及胎儿正常发育。

2. 避免不利环境因素的影响　有害的环境因素包括化学因素、物理因素和生物因素等。常见的化学因素有农药、药物、重金属等；物理因素主要是指电离辐射、震动、高温、噪声等；生物因素包括单纯疱疹病毒、风疹病毒、巨细胞病毒、弓形虫等。整个孕期应避免接触以上有害环境因素，特别是胚胎和胎儿发育的前 3 个月，尤其要注意避免接触，这是最好的预防和控制对策。

3. 胎教　胎儿从第 3 个月起，大脑开始发育，身体各感觉器官与大脑之间的信息通道开始建立。从胎龄 6 个月起，锥体细胞体积开始增大，树突开始延伸。7 个月左右胎动频繁，胎儿神经系统已发育到较高程度，具有认知、感觉和记忆能力。另外，胎儿在 4～5 个月开始注意外界的声音，若这时能有针对性、积极主动地给予恰当的各种信息刺激，可促进胎儿神经系统的发育。目前，国内外主要采用的胎教方法有音乐胎教法、语言胎教法、抚摸胎教法、环境胎教法、拍打胎教法、学习胎教法及触压法等。每种胎教法必须正确进行，否则可能会影响胎儿正常发育。

考点　孕期优生优育注意事项

（四）分娩期优生优育咨询

尽管分娩的过程相对于人的一生来看是极为短暂的，但可能影响孩子未来一生的健康。如果一个足月正常的胎儿，在母亲分娩时由于各种原因引起胎儿窘迫、新生儿窒息或产伤等，皆可能导致婴儿畸形、智力障碍甚至死亡。因此，分娩期的保健是优生优育的重要一环。分娩期保健包括对产妇和胎儿进行全产程监护、安全助产及对新生儿进行评估及处理。

1. 全面了解孕产妇情况　根据各项检查结果，评估孕妇健康、胎儿生长发育及宫内安危情况；及早识别和诊治妊娠合并症及并发症，以及胎儿有无宫内窘迫；综合判断是否存在影响阴道分娩的因素。

2. 进行保健指导　产程中应当以产妇及胎儿为中心，提供全程生理及心理支持、陪伴分娩等人性化服务；鼓励阴道分娩。

3. 对孕产妇和胎婴儿进行全产程监护　积极预防新生儿窒息和新生儿产伤，产程中密切监护胎儿，发现异常，及时处理。

（五）哺乳期优生优育咨询

哺乳期一般为产后至婴儿一周岁断乳为止的时期，时间长短因人而异。如果哺乳期婴儿得不到科学合理的喂养，则很难保证婴儿的健康成长。新生儿（胎儿出生到生后 28 天）生长发育速度快，营养要求高，防病能力弱，需要特殊保护，要做好新生儿保健。此外，孕妇为了适应胎儿的发育及为分娩进行准备，生殖器官及全身发生了很大变化，在产褥期（产妇从娩出胎儿到除乳腺外的全身器官恢复至未孕状态的一段时期，一般是产后 6～8 周）需要休息调养，才能逐步恢复，因此产褥期孕妇的身心健康也需要予以关注。

1. 做好产褥期保健　产褥期保健的重点是防止产后出血、感染等并发症产生，促进产后机体生理功能恢复。应合理饮食，注意休息；产妇应适当活动，循序渐进地进行产后康复锻炼；及时进行产后访视和产后健康检查。

2. 做好新生儿保健　为做好出生缺陷的三级预防，应做好新生儿预防接种及疾病筛查。为预防结核和乙型肝炎，需对新生儿进行卡介苗、乙型肝炎疫苗等预防接种。针对一些危害严重的先天性、遗传性代谢缺陷，如苯丙酮尿症、先天性甲状腺功能减退症、先天性听力障碍等进行普查，在临床症状表现之前通过实验室检测进行诊断，从而早诊断、早治疗。

3. 母乳喂养　提倡母乳喂养，一方面可保障婴儿的身体生长发育所需的营养，另一方面可促进母婴情感的交流。首先，母乳是婴儿最理想的天然营养食品，它含有婴儿生长发育所需的各种营养素且易被吸收；母乳中免疫活性物质含量高，可预防疾病，是任何其他乳汁和代乳品都不能替代的。其次，婴儿在吸吮母乳时，母亲可通过肌肤接触、语言及眼神等和婴儿交流，能增进母婴感情，建立良好的关系。但也应该注意及时断奶，否则对母婴的健康皆有影响。另外，婴儿有生理需求，也有心理需求，只有悉心地照料好婴儿的生活，在精神上对婴儿加以爱抚和关怀，才能使婴儿建立起信任感和安全感，有利于婴儿身心健康的发展，增进婴儿与父母的感情。

4. 亲自抚养　母亲是婴儿环境中最重要的因素，母亲的形象、声音、行动都是婴儿最早且最好的学习对象。

5. 注意营养需求及饮食方式　全面足够的营养有利于婴儿脑细胞的生长发育。提倡 6 个月以后，逐渐添加辅食。断奶后适当增加牛奶的用量，因为牛奶的营养成分接近人乳，有利于婴儿的吸收，满足营养的需求。断奶最好在春秋季节进行。同时，还应从婴儿期开始培养良好的饮食习惯，不挑食，不偏食，按时喝奶、吃饭。

6. 培养良好的生活习惯　应让婴儿学会天黑了要关灯睡觉，天亮了睁开眼睛玩耍，建立条件反射。增加婴儿和外界的接触，教婴儿说简单的话和做一些简单动作，培养良好的生活习惯，有利于婴儿早期的智力开发。

（六）儿童期优生优育咨询

儿童期是培养健全人格的关键时期，除了给儿童创造良好的外部环境外，还需重视唤醒期。此期儿童如果缺少优育和优教，其智力发育将受到抑制，因此应和儿童多交流，开展多样化的活动。先从教简单的字和词语开始，随着年龄的增长，通过讲故事、说歌谣唤醒大脑皮质的各功能区，这一时期儿童的模仿能力逐步在形成，首先应从养成儿童的良好生活习惯开始，除了养成定时吃、定点睡的好习惯外，父母一定要注意避免生活上的不良行为习惯对儿童的影响，身教重于言教。应通过经常陪伴儿童做游戏，训练儿童的动手能力，这不仅能刺激大脑皮质的发育，而且能培养儿童的自信心及克服困难的毅力、坚韧不拔的意志等。

链接

优生的助手——叶酸

叶酸是广泛存在于绿色蔬菜中的一种水溶性 B 族维生素，最早是从植物叶片中提取而得。富含叶酸的食物有动物的肝脏、番茄、小白菜、菠菜、油菜、禽类、豆类、坚果类等。叶酸是人体必需的维生素，参与核酸、氨基酸、蛋白质和磷酸代谢，并与细胞分裂和分化密切相关。叶酸对胎儿的发育影响极大，叶酸参与从受精卵分裂到胎儿成熟的整个过程。叶酸缺乏严重影响胎儿的生长发育，可造成畸形和发育迟缓。孕妇早期补充叶酸，可显著降低神经管畸形的发病率，因此叶酸被称为优生的助手。

第 2 节　遗传咨询

一、遗传咨询的概念和目的

遗传咨询也称遗传商谈，是指由咨询医生与咨询者（遗传病患者或其家属）就其家庭中某种遗传病的发病原因、遗传方式、诊断与防治、亲属与子女再发风险率等问题进行讨论，并就患者及其亲属的婚配、生育、预防、治疗及预后等方面提出建议与指导，供患者或其亲属参考。

考点　遗传咨询的概念

遗传咨询可以帮助咨询者了解所患遗传病的病因、诊断、治疗、预防与预后等相关知识与信息。通过确定疾病的遗传方式，评估疾病的再发风险，提出风险干预选项，咨询者逐步认知和接受相关风险，在充分知情同意的前提下自主决定和选择风险干预措施。同时，咨询医生还可为咨询者介绍所患疾病的相关医疗救助渠道，介绍科学研究现状与疾病自助团体的信息，并为缓解疾病带来情感、家庭及社会等的压力提供持续的心理支持。

遗传咨询是优生优育的主要措施之一，其最终目的是防止遗传病患儿出生，降低遗传病发病率，提高人口先天素质。其重要意义体现在以下三个方面：①对患者本人，提供治疗，减轻其身体和精神痛苦；②对患者家庭，分析其家庭成员的患病风险及携带者风险，提出婚育指导，防止患儿出生；③对社会，采取各种遗传预防措施，宣传遗传预防知识，把遗传病的预防变为群众的自觉行为，引起全社会的重视。

二、遗传咨询的对象与内容

（一）遗传咨询的对象

需要进行遗传咨询的主要对象有以下几类。

1. 35 岁以上的高龄孕妇。

2. 已生育过 1 个遗传病或先天畸形患儿的夫妇。

3. 曾有不明原因的习惯性流产、死产及新生儿死亡史的孕妇。

4. 某些不明原因的智力低下、多发畸形的患者及亲属。

5. 夫妇双方或一方，或亲属中患有某种遗传病者。

6. 有致畸因素接触史的人员。

7. 有原发性闭经者和原因不明的继发性闭经者。

8. 夫妻多年不育者。

9. 近亲婚配的夫妇。

10. 有因母子血型不合引起胆红素脑病导致新生儿死亡的生育史者。

随着产前筛查的普及，越来越多的产前筛查高风险的孕妇也开始寻求遗传咨询服务。

考点 遗传咨询的对象

（二）遗传咨询的内容

遗传咨询的内容包括婚前咨询、产前咨询和一般咨询。

1. 婚前咨询　双方或一方家属中的某些遗传病对婚姻的影响及后代的发病风险；男女双方有一定的亲属关系，是否结婚，若结婚对后代的影响如何；若双方或一方患某种遗传病，是否结婚，如结婚，后代的发病风险如何等。

2. 产前咨询　夫妇中的一方或家属为遗传病患者，他们的子女患病的可能性有多大；曾生产过遗传病患儿，再妊娠是否会生出同样的患儿；有致畸因素接触史，是否影响胎儿健康等。

3. 一般咨询　确诊某种病是否是遗传病；有遗传病家族史，该病是否累及本人或后代；习惯性流产是否有遗传的原因；有致畸因素接触史是否会影响后代；已诊断的遗传病是否能治疗，后代的再发风险有多大；多年不孕的原因及生育指导等。

三、遗传咨询的步骤

（一）确诊

确诊是遗传咨询的第一步，也是最基本和最重要的一个步骤。当咨询者前来咨询时，咨询医生根据咨询者的病史、婚姻史、生育史和家族史来绘制系谱，再通过进一步的临床诊断、染色体检查、生化检查与基因诊断等实验室检查、皮纹分析及辅助性器械检查等方法，准确诊断是否为遗传病，是何种遗传病。

（二）确定遗传方式

大多数遗传病在确诊后即能了解该病的遗传方式，但对于有表型模拟和遗传异质性的疾病，需进一步进行家系调查，分析遗传方式，这也是遗传咨询中不可缺少的步骤。

（三）对再发风险率的估计

不同种类的遗传病，其子代的再发风险率均有其规律，在确诊及确定遗传方式后，就可计算再发风险率。

（四）商讨对策

咨询医生会根据实际情况，给咨询者提出切实可行的意见和对策，让咨询者参考与选择。这些对策包括劝阻结婚、产前诊断、人工流产、冒险再次生育、不再生育、过继或认领、人工授精等。

（五）随访和扩大咨询

为证实咨询者是否提供可靠的信息，观察咨询效果和总结经验教训，有时需要对咨询者进行随访，以便改进工作。咨询医生还可利用随访机会，在扩大的家庭成员中，就某种遗传病的遗传规律、治疗方法、预防对策等方面进行解释、宣传，还可主动追溯患者家属中其他成员的患病情况，特别是查明携带者，可以扩大预防效果，降低遗传病的发病率。

考点　遗传咨询的步骤

四、遗传咨询的注意事项

在遗传咨询过程中，需要注意以下事项：为了使咨询工作顺利、有效地进行，咨询医生必须抱有同情和支持的态度；在讨论有关问题时，力求解释清楚，避免使用刺激性语言形容患者，以取得患者及其亲属的信任和合作；在推算遗传病再发风险时，咨询医生不能也不应该做出保证；在协助他们决定今后的婚姻和生育问题时，注意避免出现强迫性命令。

自 测 题

A_1/A_2 型题

1. 优生学的意义在于（　　　）

  A. 控制人口增长

  B. 提高人类健康水平

  C. 改善人类的遗传素质

  D. 提高人类生活水平

  E. 延长人类寿命

2. 女性最佳的生育年龄一般为（　　　）岁。

  A. 20～25　　　　　　B. 25～29

  C. 20～32　　　　　　D. 28～35

  E. 30～35

3. 男性最佳的生育年龄一般为（　　　）岁。

  A. 20～25　　　　　　B. 24～29

  C. 25～30　　　　　　D. 26～35

  E. 30～38

4. 为了减少出生缺陷，最佳受孕季节为（　　　）

  A. 春末夏初或夏末秋初　　B. 盛夏

  C. 夏初秋初　　　　　　D. 秋初秋末

  E. 秋末冬初

5. 下面属于正优生学措施的是（　　　）

  A. 遗传咨询　　　　　　B. 产前诊断

  C. 胚胎移植　　　　　　D. 婚前检查

  E. 孕期保健

6. 下面属于负优生学措施的是（　　　）

  A. 人工授精　　　　　　B. 新生儿筛查

  C. 试管婴儿　　　　　　D. 胚胎移植

  E. 重组 DNA 技术

7. 一位 40 岁孕妇担心生出遗传病的患儿，特来医院进行遗传咨询，医生应建议（　　　）

  A. 对孕妇进行核型分析

  B. 定期进行产前检查

  C. 如有流产先兆，必须采取保胎措施

  D. 由于她身体非常好，生出遗传病患儿的概率很小

  E. 加强营养，胎儿就会健康

（江新华）

| 第 8 章 |
遗传与肿瘤

肿瘤是由细胞异常增殖引发的疾病，属于体细胞遗传病。肿瘤可分为良性肿瘤、恶性肿瘤以及交界性肿瘤。肿瘤是遗传因素和环境因素共同作用的结果，它是在物理、化学、生物等外源性因素，以及遗传、机体免疫状态等内源性因素的作用下，发生染色体或 DNA 的改变，从而导致体细胞去分化并无限制地增殖而形成的。

第 1 节　肿瘤发生的遗传因素

一、肿瘤发生的种族差异

在不同人种、不同民族中，肿瘤的发病率存在显著差异。例如，欧美国家乳腺癌发病率很高，而日本、波罗的海沿岸国家胃癌的发病率显著高于其他国家。中国人的鼻咽癌的发病率显著高于美国人和日本人鼻咽癌的发病率，且不会因为中国人移居国外而降低。这种民族差异的基础即是遗传因素的差异，可见肿瘤的发生与遗传因素密切相关。

二、肿瘤的家族聚集现象

肿瘤的发生存在着家族聚集现象，主要表现为以下两个方面。

1. 癌家族　是指一个家系在几代中有多个成员发生同一器官或不同器官的恶性肿瘤。曾有报道，一个癌家族，共 7 代 842 名后代中，有 95 名癌症患者。其中患结肠腺癌（48 人）和子宫内膜腺癌（18 人）者占多数。这 95 人中有 19 人的癌症发生于 40 岁前，72 人有双亲之一患癌，男女患者比为 47 ∶ 48，接近 1 ∶ 1，符合常染色体显性遗传。

2. 家族性癌　是指一个家族内多个成员罹患同一类型的肿瘤。例如，12% ～ 25% 的结肠癌患者有结肠癌家族史；乳腺癌、肠癌、胃癌等许多常见的肿瘤虽然通常是散发的，但一部分患者有明显的家族史。家族性癌症患者的一级亲属的发病率通常比一般人群高 3 ～ 5 倍。肿瘤在家族中的聚集现象，也说明了肿瘤的发生与遗传因素有密切关系。

考点　癌家族和家族性癌的概念

三、遗传性癌前病变

一些单基因遗传病和染色体病往往具有不同程度的恶性倾向，称为遗传性癌前病变。有 240 余种遗传性癌前病变为单基因遗传性疾病，如家族性多发性结肠息肉，其遗传方式大多为常染色体显性遗传，少数为常染色体隐性遗传或 X 连锁遗传，群体发病率约为 1/10 000，其特征为直肠和结肠表面有突起的息肉状病变，息肉极易恶变为结肠癌或直肠癌，平均恶变年龄为 35 岁。神经纤维瘤呈常染色体显性遗传，患者出生后不久皮肤即有浅棕色的牛奶咖啡斑，腋窝有广泛的雀斑，儿童期可出现多个小纤维瘤，一般在 20～50 岁时，3%～15% 可恶变为纤维肉瘤、鳞状细胞癌或神经纤维肉瘤（图 8-1）。面部红斑侏儒综合征呈常染色体隐性遗传，常诱发白血病、胃癌等恶性肿瘤。

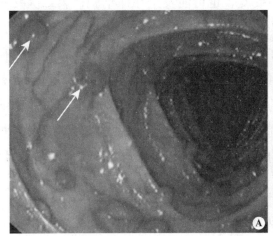
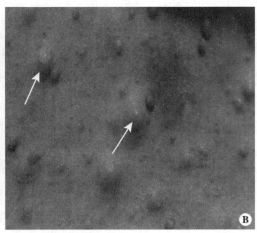

图 8-1 家族性结肠息肉病（A）和神经纤维肉瘤（B）

四、肿瘤的遗传易感性

遗传性肿瘤大多并非直接引起细胞癌变，所遗传的是对肿瘤的易感性，即肿瘤的遗传易感性。肿瘤的遗传易感性是指在一定内环境、外环境的影响下，由遗传基础决定的个体易患某种肿瘤的倾向。遗传物质的变异只能决定个体肿瘤的遗传易感性增高。而癌变是一个多阶段的病理过程，需要在致癌、致突变因子作用下，经过突变积累和克隆选择，才能使正常细胞转化成具有侵袭和转移能力的癌细胞。因此，这一过程也是遗传因素和环境因素共同作用的结果。

第 2 节 肿瘤发生的遗传机制

 案例 8-1

视网膜母细胞瘤患者中，遗传型为双侧发病，多在一岁半以前发病；非遗传型多为单侧发病，且在两岁以后才发病。

问题：1. 出现上述现象的原因是什么？

2. 何谓二次突变假说？

一、单克隆起源假说

肿瘤的单克隆起源假说认为，肿瘤是由单一突变细胞增殖而来的，即肿瘤是突变细胞的单克隆增殖细胞群。肿瘤的细胞遗传学研究证实，几乎所有肿瘤都是单克隆起源，都起源于一个前体细胞，最初是一个关键基因突变，或一系列相关事件导致其向肿瘤细胞转化，随后产生不可控制的细胞增殖，最终形成肿瘤。

二、二次突变假说

1971 年，Alfred Knudson 在研究视网膜母细胞瘤的发病机制时，提出了著名的"两次打击"学说。该假说认为，一些细胞的恶性转化需要两次或两次以上的突变。第一次突变可能发生在生殖细胞或由父母遗传得来，为合子前突变，也可能发生在体细胞；第二次突变均发生在体细胞。二次突变假说对一些遗传性肿瘤，如视网膜母细胞瘤的发生作出了合理的解释。遗传性视网膜母细胞瘤发病早，多为双侧或多发，是因为患儿出生时全身所有细胞已有一次基因突变，只需在出生后某个视网膜母细胞再发生一次突变（第二次突变），就会转变成肿瘤细胞。这种事件较易发生，使得这种肿瘤的发生常具有家族性、多发性、双侧性和早发性的特点。而非遗传性视网膜母细胞瘤的发生则需要同一个体细胞在出生后积累两次突变，并且两次都发生在同一基因座，这种事件发生的概率很小，所以非遗传性肿瘤发病迟，并具有散发性、单发性和单侧性等特点。

三、癌基因与肿瘤抑制基因

分子遗传学的研究认为有两类基因直接参与了肿瘤的发生，即癌基因和肿瘤抑制基因。

（一）癌基因

癌基因是指能引起细胞癌变的基因，包括病毒癌基因和细胞癌基因两种。病毒癌基因是一段存在于病毒基因组中的特殊核苷酸序列，能引起宿主细胞恶性转化。细胞癌基因是指存在于正常细胞基因组中，对维持细胞正常功能具有重要作用的基因，又称原癌基因。细胞癌基因是细胞正常生命活动不可缺少的基因，本身并无致癌作用，但具有转化的潜能，可在各种物理、化学及生物等因素的作用下，被激活成为癌基因，导致细胞的恶性转化。

考点　癌基因和细胞癌基因的概念

细胞癌基因的激活分为以下几种情况。

1. 点突变　细胞癌基因与其相应的病毒癌基因或有活性的肿瘤癌基因（肿瘤细胞中的癌基因）的结构非常相似。细胞癌基因受到理化致癌物质等的诱导后，可发生点突变，成为有活性的癌基因，而产生异常的基因产物；也可由于点突变使基因摆脱正常的调控而过度表达，导致细胞恶性转化。

2. 获得外源启动子　一个强大的启动子插入细胞癌基因的上游或下游，成为该细胞癌基因的强启动子。由于外源启动子的插入，细胞癌基因表达增强，表现出强烈的致癌活性。

3. 细胞癌基因的扩增　细胞癌基因在基因组内异常扩增，造成细胞癌基因表达过量，可导致肿瘤的发生。人体肿瘤细胞中扩增的细胞癌基因拷贝数可达正常细胞的数倍乃至数千倍。在肿瘤细胞中可见的双微体（无着丝粒的微小环状遗传结构）和染色体上的均质染色区（缺少正常深、浅染色区的染色体片段）正是细胞癌基因 DNA 片段扩增的表现（图 8-2）。

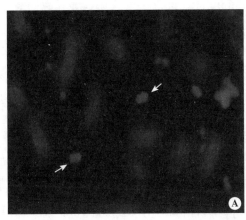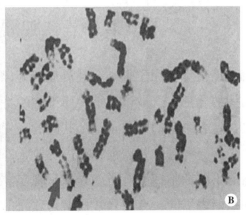

图 8-2 双微体（A）和均质染色区（B）

4.染色体易位和重排 由于基因的易位和重排，染色体形成新的融合基因或者改变原有基因的表达调控，从而激活细胞癌基因。例如，慢性粒细胞白血病的 Ph 染色体，由于染色体易位导致重排，使表达增高，导致肿瘤的发生。

（二）肿瘤抑制基因

肿瘤抑制基因又称抑癌基因或抗癌基因，是指正常细胞基因组中存在的一类抑制细胞过度生长与增殖，从而遏制肿瘤形成的基因。当这类基因发生突变、缺失或失活时，可引起细胞恶性转化而导致肿瘤的发生。抑癌基因表达的产物主要是跨膜受体、胞质调节因子或结构蛋白、转录因子和转录调节因子、DNA 损伤修复因子等。常见的肿瘤抑制基因有 *p53* 基因、*NF1* 基因、*NF2* 基因等。这些基因都有一个共同的特点，当两个等位基因都突变时，细胞才会因正常抑制的解除而引起癌变。

链接

p53 基因

人们最初认为 *p53* 基因是癌基因，后来发现某些肿瘤中的 P53 蛋白与正常的 *p53* 基因编码的蛋白质不同，最终证实了 *p53* 基因是一种肿瘤抑制基因。*p53* 基因的突变常发生在结肠癌、乳腺癌、肺癌、肝癌等多种肿瘤中，与目前已知的任何一种肿瘤抑制基因相比，*p53* 基因在 50% 左右的人类恶性肿瘤中存在变异。除此之外，它还具有帮助细胞基因修复缺陷的功能，可修复受化疗药物作用而受伤的癌细胞。对 *p53* 基因及其相关基因的研究在肿瘤的诊断治疗中具有重要意义。

四、肿瘤的多步骤损伤假说

1983 年，Land 等研究发现，细胞的癌变至少需要两种致癌基因的联合作用，每一个基因的改变只完成其中的一个步骤，多基因、多步骤的变异最终完成癌变过程。此观点得到了进一步证实，并逐渐发展形成了多步骤致癌假说，也称多步骤损伤学说或多次打击学说。肿瘤的发生是多步骤遗传损伤积累的产物，涉及多种相关基因包括癌基因和肿瘤抑制基因的变异。由正常细胞演化为结肠癌的过程，大致可分为上皮细胞过度增生、早期腺瘤、中期腺瘤、晚期腺瘤、腺癌和转移癌六个阶段，此过程为肿瘤的多步骤损伤假说提供了有力证据。

第 3 节　肿瘤的染色体异常

自细胞遗传学应用于人类恶性肿瘤研究以来，大量研究证明多数恶性肿瘤都伴有染色体数目和结构的异常，这被认为是肿瘤细胞的特征。在一个肿瘤的各个细胞中，染色体常有相同的特点，这表明它们来源于一个共同的突变细胞，经过多次分裂形成单克隆。然而，随着肿瘤的生长，绝大部分肿瘤细胞在内环境、外环境因素的影响下又处在不断变异之中，导致同一肿瘤的不同细胞核型有所差异，呈现多样性，继而演变为多克隆。不同核型肿瘤细胞的生存和增殖能力不同，有的异常核型是致死的，在选择过程中逐渐被淘汰，有的却能使细胞获得生长优势。在一个肿瘤细胞群体中占主导地位的克隆称为肿瘤干系（stem line）。肿瘤干系细胞中染色体数目称为众数（model number）。在肿瘤细胞群体中占非主导地位的成为旁系（side line）。干系的细胞生长占优势，肿瘤的生长主要是干系增殖的结果。

一、肿瘤的染色体数目异常

人类正常体细胞的染色体为二倍体，肿瘤细胞的核型大多伴有染色体数目的改变，多是非整倍体，包括超二倍体、亚二倍体、亚三倍体、亚四倍体等。大多数肿瘤染色体数目在二倍体左右，或在三倍体和四倍体之间，实体瘤染色体数目多为三倍体左右，而癌性胸腔积液、癌性腹水中转移的癌细胞染色体数目变化更大，常超过四倍体，可以是六倍体、八倍体。不过，染色体数目变化的程度与肿瘤的恶性程度不成正比，数目变化小的癌细胞并不意味着恶性程度低。

二、肿瘤的染色体结构异常

人类肿瘤细胞的染色体结构异常包括易位、缺失、重复、倒位、环状染色体和双着丝粒染色体等类型。如果一种异常的染色体较多地出现在某种肿瘤的细胞内则称为标记染色体（marker chromosome）。其可分为特异性标记染色体与非特异性标记染色体两种。特异性标记染色体是指经常出现在同一种肿瘤内的标记染色体，对该肿瘤具有代表性。例如，Ph 染色体就是慢性粒细胞白血病的特异性标记染色体（图 8-3）。大约 95% 的慢性粒细胞白血病都是 Ph 阳性，因此它可以作为诊断的依据。有时 Ph 阳性先于临床症状出现，故可用于早期诊断；化疗后 Ph 染色体可消失，因此 Ph 染色体可作为判定治疗效果的一种指标；另外，也可用于区别临床上相似但 Ph 为阴性的其他血液病（如骨髓纤维化等）。

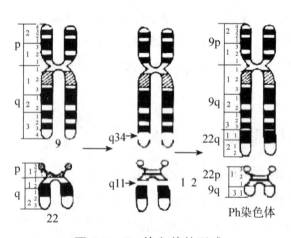

图 8-3　Ph 染色体的形成

考点　特异性标记染色体的概念

善变的肿瘤细胞

链接

肿瘤细胞都很"善变"，即不仅在不同的肿瘤之间广泛存在着细胞染色体数目、结构、基因上的显著差异，即使在同一个肿瘤中的不同肿瘤细胞之间，也具有不同的染色体核型和基因变化，这给肿瘤研究带来很多困难。因此，开展肿瘤研究时，科研人员首先需要面对的是在一群看似不同的复杂肿瘤细胞群中求同存异，力求寻找潜藏在万般变化中的共性特点，而这些共性往往就是导致该肿瘤发生的物质基础。

大多数肿瘤都可以见到 1～2 个干系，有的肿瘤没有明显的干系，有的则可以有两个以上的干系。与染色体数目多变一样，染色体结构突变在同一肿瘤的各肿瘤细胞间也能发现共同的变化规律，标记染色体就是最典型的例子。

自 测 题

A₁ 型题

1. 下列叙述中，正确的是（　　）
   A. 癌家族是指一个家族中每个成员都发生了相同或不同的恶性肿瘤
   B. 家族性癌是指一个家族内有多个成员患相同或不同的恶性肿瘤
   C. 家族性癌是指一个家族内每个成员都患有相同的恶性肿瘤
   D. 癌家族是指一个家族中多个成员都发生了相同的恶性肿瘤
   E. 癌家族和家族性癌都是肿瘤家族聚集现象的表现

2. 下列不属于细胞癌基因激活因素的是（　　）
   A. 点突变　　　　　B. 基因扩增
   C. 基因的易位　　　D. 启动子的插入
   E. 整条染色体的缺失

3. Ph 染色体常存在于（　　）细胞中。
   A. 慢性粒细胞白血病
   B. 视网膜母细胞瘤

C. 着色性干皮病
D. 肺癌
E. 肝癌

4. 下列对抑癌基因的叙述中，不正确的是（　　）
   A. 抑癌基因是通过基因工程导入到正常细胞中的
   B. 抑癌基因与细胞癌基因共同调控细胞生长和分化
   C. 抑癌基因的功能是拮抗癌基因的作用从而抑制细胞的无控制分裂
   D. 抑癌基因一旦缺失或突变，会引起细胞癌变
   E. 抑癌基因是正常细胞基因组中存在的抑制肿瘤形成的基因

5. 存在于正常细胞中，在适当环境下被激活可引起细胞恶性转化的基因是（　　）
   A. 癌基因　　　　　B. 抑癌基因
   C. 细胞癌基因　　　D. 抗癌基因
   E. 隐性癌基因

（江新华）

|第9章|
遗传与环境

疾病的发生是由环境因素和遗传因素共同决定的。个体的成长是遗传与环境相互作用的结果，生活在恶劣环境下的人群其疾病发病率明显高于普通环境下的人群，环境与各类疾病有直接的关系。

第1节　遗传因素和环境因素对疾病的影响

基因的结构或表达调控异常可导致遗传病的发生。在现代医学中，遗传病的概念有所扩大，遗传因素不仅是一些疾病的病因，而且与环境因素一起在疾病的发生、发展及转归中起关键性作用。

一、遗传因素与出生缺陷

出生缺陷也称为先天畸形，是患儿在出生时即在外形或体内所形成的（非分娩损伤所引起的）可识别的结构或功能缺陷。出生缺陷的发生原因比较复杂，既可由遗传因素引起，也可由环境因素引起，有些则是遗传因素与环境因素共同作用的结果（表9-1）。

表9-1　出生缺陷的原因

原因	占比（%）	原因	占比（%）
遗传因素	30～40	环境因素	5～10
染色体	6	药物和化学制剂	2
单基因	7.5	感染	2
多基因	20～30	母亲疾病	2
不明原因	50	物理因素	1

在许多出生缺陷的发生发展过程中，遗传因素起到非常重要的作用。

（一）染色体畸变

一般而言，常染色体任何可被检测到的不平衡，如重复、缺失、三体、单体等都将引起严重的结构和发育上的畸形，导致妊娠早期的流产；常见的染色体畸变引起的疾病有唐氏综合征、特纳综合征、克兰费尔特综合征、5p⁻综合征等。遗传不平衡是导致这类畸形发生的原因。

（二）单基因缺陷

先天畸形中 7% ～ 8% 是由单基因突变引起，部分病例仅涉及单器官的畸形，但也可引起涉及多系统、多器官的多发性畸形。确定单基因缺陷与先天缺陷的关系，不仅有助于了解畸形发生的机制，对于正确的遗传咨询也非常重要。

（三）多基因遗传

绝大多数出生缺陷是多基因遗传的，包括一些累及心脏、中枢神经系统、肾脏的单一畸形。在这种情况下，基于流行病学研究，对于已经生有一个患儿的夫妇再生育时可以得到再发风险的评估。

二、常见的出生缺陷

（一）神经管缺陷

1. 神经管缺陷的常见类型　主要表现为无脑儿和各种类型的脊柱裂，其他则为裸脑、脑膨出、脑积水等。在胚胎发育的第 4 周，中枢神经系统形成一个与表面外胚层脱离的、关闭的、位于胚体背部中轴线上的神经管，神经管的头部发育增大形成脑，其余部分仍保持管状，形成脊髓。如果由于某种原因神经沟未能关闭，神经组织依然露在外面，这样的缺损可长达胚胎身体的全长，也可以只局限于一小区域，通常称为开放性神经管缺陷。由于尾侧的神经沟未关闭，大范围的椎弓未发育，脊髓发育不全并直接暴露于体表，这种异常通常称为脊髓裂，而头端部分的神经沟未关闭则称为无脑儿。脊髓裂必然合并脊柱裂。

2. 神经管缺陷的病因　有遗传因素（多基因遗传）和环境因素（叶酸缺乏、酒精及药物致畸等），以及这些因素共同干扰神经管的闭合，由此造成死胎、死产和瘫痪。

3. 神经管缺陷的产前诊断　对曾有过神经管缺陷生育史的孕妇、夫妇双方或一方有阳性家族史、常规产前检查有阳性发现者，都应该考虑实施产前诊断。

检查内容包括：①妊娠 16 ～ 18 周，抽取孕妇静脉血检测其血清甲胎蛋白（AFP），当受试者血清 AFP 值高于标准值时，则视为阳性；②妊娠 14 ～ 18 周即可做 B 超检查，一般可明确诊断；③当孕母血清 AFP 测定结果两次阳性，而 B 超检查不能明确诊断时应做穿刺检查，穿刺最佳时间为妊娠 16 ～ 20 周，将穿刺所取羊水进行 AFP 和乙酰胆碱酯酶检测；④于妊娠 20 周后进行 X 线检查，可作为神经管缺陷的补充诊断；⑤其他实验室检查可辅助神经管缺陷的诊断。

考点　神经管缺陷产前诊断的检查内容

（二）先天性心脏病

先天性心脏病是胎儿时期心脏血管发育异常而导致的畸形疾病，是儿童期最常见的心脏病。近年来，由于心血管外科进展迅速，绝大多数先天性心脏病大血管畸形均能得到矫治，成功率逐步提高。先天性心脏病的常见类型有房间隔缺损、室间隔缺损、法洛四联症等。

1. 房间隔缺损　简称房缺，是原始心房间隔在发育过程中吸收和融合出现异常，左右心房之间仍残留未闭的房间孔。房缺可单独存在，也可与其他心血管畸形合并存在。房缺约占先天性心脏病的 15%，发病率为 0.7% ～ 0.9%。典型病例只需经过心脏听诊、心电图和超声心动图无创检查就能明确诊断，无须进行右心导管或心脏造影检查。当合并肺动脉高压时，应做右心导管检查测定肺动脉压力，估计手术危险性和预后。

2. 室间隔缺损　简称室缺，是常见的先天性心脏病。群体发病率为 1.2‰ ～ 3.1‰，占先天性心脏病的 25% ～ 44%，女性患病率稍高。室间隔在胚胎期发育不全，形成异常血流交通，在心室水平产生左向右的血液分流，它通常是单独存在，但也可能是某种复杂心脏畸形的组成部分。本病也是合并其他系统出生缺陷最多的一种先天性心脏病，24% ～ 50% 的室缺伴心外畸形，包括骨骼畸形（15%）、唐氏综合征（15%）、肾畸形（8%）、唇或腭裂（8%）等。

3. 法洛四联症　也称发绀四联症，是一种常见的先天性心脏病，在发绀型心脏畸形中占首位，人群发病率为 0.3‰ ～ 1‰，其病理基础是一种属于大血管圆锥动脉干转位的发育畸形，主要缺陷包括肺动脉狭窄、室间隔缺损、升主动脉骑跨及右心室肥厚。根据临床表现、心电图、X 线检查、超声心动图、右心导管检查和右心室造影可明确诊断。

三、环境因素对疾病的影响

（一）环境污染

人类在生产和生活过程中通过直接或间接的方式向环境排放超过其自净能力的污染物，导致环境质量下降，称为环境污染。环境污染的种类主要有以下几种。

1. 大气污染　按照国际标准化组织（ISO）的定义，大气污染又称为空气污染，通常是指由于人类活动或自然过程引起某些物质进入大气中，呈现出足够的浓度，达到足够的时间，并因此危害了人类的舒适、健康和福利或环境的现象。

2. 水污染　是指水体因某种物质的介入而导致其物理、化学、生物或者放射性等方面特性的改变，从而影响水的有效利用，危害人体健康或破坏生态环境，造成水质恶化的现象。

3. 土壤污染　是指人类活动产生的污染物通过各种途径进入土壤，其数量和速度超过了土壤的容纳和净化能力，积累到一定程度，土壤的性质、组成、性状等属性发生改变，破坏了土壤的自然生态平衡，引起土壤质量恶化，进而造成农作物中某些指标超过国家标准的现象。

4. 噪声污染　是指环境噪声超过国家规定的环境噪声排放标准，并干扰他人正常生活、工作和学习的现象。

5. 放射性污染　由放射性物质所造成的污染，称为放射性污染。例如，高速带电粒子 α 粒子、β 粒子、质子；不带电粒子如中子及 X 射线、γ 射线等。

6. 重金属污染　在化学中定义的重金属是指密度大于 4 或 5 的金属，在生活中有 40 多种，尽管有些重金属如锰、铜、锌等是生命活动所需要的微量元素，但是大部分重金属如汞、铅、镉、铬等并非生命活动所必需，所有重金属超过一定浓度都对人体有明显毒性。

考点　环境污染的种类

（二）污染物在环境中的变化

1. 净化作用　是指把自然界及生活环境中的各类污染物浓度通过某种方式降低或稀释的过程。

（1）自然净化作用：一般指受污染的物体或者环境经自然界本身的作用，不需人为干扰而达到净化或无害化的现象。

（2）物理净化作用：通过污染物的稀释、扩散、沉淀等作用使其浓度降低。

（3）化学净化作用：通过污染物的氧化、还原、吸附、凝聚等作用使其浓度降低。

（4）生物净化作用：是指生物类群通过代谢作用使环境中污染物的数量减少，浓度降低，毒性减轻直至消失的过程。

2. 转移过程　污染物转移的实质是污染物在环境中所发生的空间位置的移动及其所引起的富集、分散和消失的过程。

（1）机械转移：污染物在水体中的扩散、大气中的扩散及重力作用下的机械迁移等转移方式。

（2）物理化学转移：以简单的离子、络离子或可溶性分子的形式在环境中通过一系列物理化学作用，如溶解－沉淀作用、氧化－还原作用、水解作用、络合和螯合作用、吸附－解吸附作用、化学分解、光化学分解和生物化学分解等作用所实现的污染物转移方式。

（3）生物转移：指污染物通过生物体的吸收、代谢、生长、死亡等过程所实现的转移，是一种非常复杂的转移形式。

（三）环境污染对人体健康的影响

环境污染对人体健康的影响包括：①造成人体免疫功能异常、肝损伤及神经系统损伤；②对眼、上呼吸道和皮肤造成损害；③引起慢性健康伤害，减少人的寿命；④严重的可引起癌变、胎儿畸形、妇女不孕症等；⑤影响胎儿及婴幼儿的正常生长发育，导致白血病、记忆力下降、生长迟缓等；⑥电离辐射可引起急性损伤、慢性放射性损伤、皮肤损伤、造血障碍、白细胞减少、生育能力受损等。辐射还可以引起遗传物质的突变，从而致癌或引起胎儿畸形及死亡等。

考点　环境污染对人体健康的影响

（四）环境保护

环境保护是指人类为解决现实的或潜在的环境问题，协调人类与环境的关系，保障经济社会的持续发展而采取的各种行动的总称。

1. 防止污染　防止工业生产排放的"三废"（废气、废水、固体废弃物）、粉尘、放射性物质及产生的噪声、振动和电磁微波辐射，交通运输活动产生的有害气体、液体、噪声，海上船舶运输排出的污染物，工农业生产和人民生活使用的有毒有害化学品，城镇居民生活排放的烟尘、污水和垃圾等造成的污染。

2. 防止破坏　防止由大型水利工程、铁路、公路干线、大型港口码头、机场和大型工业项目等工程建设对环境造成的污染和破坏，森林和矿产资源的开发对环境的破坏和影响，新工业区、新城镇的建设等对环境的污染和影响。

3. 自然保护　包括对珍稀物种及其生活环境、特殊的自然发展史遗迹、地质现象、地貌景观等提供有效的保护。城乡规划，控制水土流失和沙漠化、植树造林、合理配置生产力等也都属于环境保护的内容。环境保护已成为当今世界各国政府和人民的共同行动和重要任务。

第 2 节　环境因素对遗传物质的损伤

环境因素的致畸作用早在 20 世纪 40 年代就已被确认，影响胚胎发育的环境有三个方面，即母体周围的外环境、母体的内环境和胚胎周围的微环境。这三个层次的环境中引起胚胎畸形的因素均称为环境致畸因素。外环境中的致畸因素包括生物因素、物理因素和化学因素等，有的可直接作用于胚胎，有的则通过改变内环境和微环境而间接作用于胚胎。

（一）生物因素

生物因素包括各种病原体，虽然胚胎或胎儿对这些病原体的侵袭有一定的抵抗力，但有些病原体可导致流产，有些则导致出生缺陷或疾病。有些致畸病原体可穿过胎盘屏障直接作用于胚胎，有些则作用于母体和胎盘，引起母体发热、缺氧、脱水、酸中毒等，或干扰胎盘的转运功能，破坏胎盘屏障，从而间接地影响胚胎发育。目前已经确定对人类胚胎有致畸作用的生物因子有风疹病毒、水痘 - 带状疱疹病毒、巨细胞病毒、弓形虫、梅毒螺旋体等。

1. 风疹病毒　妊娠的前 4 周受感染，致畸危险约为 61%，5 ～ 8 周时约为 26%，9 ～ 10 周时约为 6%。风疹病毒诱发的出生缺陷有白内障、耳聋（破坏内耳螺旋器）和心脏畸形（动脉导管未闭、心房和心室间隔缺损）。此外，偶尔有脉络膜视网膜炎、青光眼、小眼、小头、智能发育不全和牙釉缺损等。这些畸形的发生与胚胎在不同发育时期受病毒感染有关。在妊娠第 6 周感染病毒，则产生白内障；第 9 周感染则产生耳聋；第 5 ～ 10 周感染引起心脏畸形；第 6 ～ 9 周感染引起牙釉缺损；第 4 ～ 6 个月感染可引起中枢神经系统的异常。

2. 水痘 - 带状疱疹病毒　妊娠前 16 周感染水痘 - 带状疱疹病毒可致畸，包括眼的缺陷如白内障、小眼球、视神经萎缩及脑损伤和肢体发育不全等。分娩前 4 天孕妇感染水痘 - 带状疱疹病毒，有 20% 的新生儿死亡。

3. 巨细胞病毒　感染主要损害中枢神经系统，产生小头、脑积水、微小脑回、小脑发育不全、脑软化、脑钙化和脑的囊性损害等畸形。除中枢神经系统外，亦有报道各种眼的异常（如脉络膜视网膜炎、视神经萎缩）、先天性心脏病、脐疝、腹股沟疝、畸形足、腹直肌分离和肝脾大，还可引起软组织损伤。本病通常是致死性的，存活的病例则因脑膜脑炎而有严重的智能发育不全。进行病毒分离和尿中脱落细胞查找病毒包涵体，均可证明感染的存在。

4. 弓形虫　感染主要表现为眼的疾病，约 90% 有脉络膜炎，50% ～ 60% 有癫痫、小头和脑积水。

5. 其他感染　除上述几种致畸的生物因素外，母亲感染单纯疱疹病毒、亚洲流感病毒、流行性腮腺炎病毒、脊髓灰质炎病毒、麻疹病毒、柯萨奇病毒等和梅毒螺旋体，都可能引起胎儿出生缺陷。单纯疱疹病毒的感染通常发生在妊娠晚期或在临分娩时。在出生前数周被感染的胎儿常有小头、小眼、视网膜发育异常、肝脾大和智能发育不全等表现；如分娩时胎儿在母体产道中受感染则发生炎症反应（如脉络膜视网膜炎）。

（二）物理因素

目前已确认的对人类有致畸作用的物理因素有射线、机械性压迫和损伤等。另外，高温、严寒、微波等在动物确有致畸作用，但对人类的致畸作用证据尚不足。

1. 电磁辐射　有较强的致畸作用，包括 α、β、γ 和 X 射线，其致畸作用与各射线的穿透力有关。日常生活中，人们都或多或少地接触射线，有的人还因居住环境或职业关系可能接触更多的射线，但对其致畸作用要具体分析。非电离性辐射，包括短波、微波及紫外线等，致畸作用较弱。其中紫外线对 DNA 修复机制有缺陷的患者是一种致突变因子。

2. X 线检查　一般情况下，诊断性 X 线检查对胎儿的危害不大，但治疗性 X 线有致畸的危险，与照射部位和剂量有关。例如，孕妇治疗脑肿瘤、乳腺癌（单侧）、肺癌等均可使胎儿受到辐射。

3. 放射性核素及其他外源性离子辐射　对分裂细胞的影响，主要包括杀伤细胞、抑制有丝分裂、改变细胞的正常迁移和彼此联系，造成染色体畸变和基因突变等。大剂量辐射可因致死性染色体畸变或细胞分化受损导致胚胎死亡。胚胎发育两周后的任何时期接受过量射线辐射均可造成器官畸形或生长受阻，以中枢神经系统最为敏感，常导致小头畸形、智力低下等。

（三）化学因素

1. 致畸性药物

（1）抗肿瘤药物：多数抗肿瘤药物有明显的致畸作用，如氨基蝶呤可引起无脑、小头及四肢畸形；白消安、苯丁酚氮芥、环磷酰胺、6- 巯基嘌呤等可引起多种畸形。

（2）抗生素：某些抗生素也有致畸作用，如孕期大剂量服用四环素可引起胎儿牙釉质发育不全，大剂量应用链霉素可引起先天性耳聋，大剂量应用新生霉素可引起先天性白内障和短指畸形等。

（3）中枢神经系统药物：某些抗惊厥药物，如乙内酰脲、三甲双酮有致畸作用。三甲双酮会造成胎儿智力低下、发育缓慢、面部发育不良、唇（腭）裂、房间隔缺损及两性畸形等。

（4）血液系统药物：某些抗凝血药，如华法林、肝素有致畸作用。华法林可引起胎儿软骨发育不良，多表现为低出生体重及智力低下、中枢神经系统异常，早孕妇女服用此药，胎儿约 1/3 发生畸形。

（5）抗甲状腺药物：碘化钾和 131I 可引起先天性甲状腺肿。丙硫氧嘧啶可干扰胎儿甲状腺的发育，引起先天性甲状腺肿。

（6）激素类药物：雄激素去甲睾酮衍生物用于避孕，可使女胎男性化；雌激素受体拮抗剂氯米芬可致畸，使发生非整倍体概率增加，可出现椎骨、心脏、肢体的畸形；皮质激素有诱发缺肢、先天性心脏病的报道；胰岛素可使神经管缺陷增多，还可造成先天性心脏病和肢体缺陷。

2. 化学致畸剂　在工业"三废"、农药、食品添加剂和防腐剂中，含有一些有致畸作用的化学物质。目前已经确认对人类有致畸作用的化学物质有：某些多环芳香碳氢化合物，某些亚硝基化合物，某些烷基和苯类化合物，某些农药如敌枯双，某些重金属如铅、砷、镉、汞等。

（四）其他因素

酗酒、吸烟、吸毒、缺氧、严重营养不良等因素均有一定的致畸作用。孕期过量饮酒可引起多种畸形，称胎儿酒精综合征，主要表现为发育迟缓、小头、小眼、短眼裂、眼距小等。

流行病学调查显示，吸烟者所生的新生儿平均体重明显低于不吸烟者，且吸烟越多其新生儿的体重越轻。一天吸烟 10 支的孕妇，其胎儿出现畸形的危险性增加 90%。吸烟引起胎儿畸形主要是由于尼古丁使胎盘血管收缩，胎儿缺血缺氧。吸烟所产生的其他有害物质，如氰酸盐等，也可影响胎儿的正常发育。吸烟不仅可以引起胎儿出生缺陷，严重者可导致胎儿死亡和流产。

考点 环境致畸因素的种类

自 测 题

A₁ 型题

1. 环境致畸因素主要包括（　　）

　A. 生物性致畸因素　　B. 物理性致畸因素

　C. 致畸性药物　　　　D. 致畸性化学物质

　E. 以上都对

2. 下列属于生物性致畸剂的是（　　）

　A. 风疹病毒　　　　　B. 电磁辐射

　C. 抗生素　　　　　　D. 防腐剂

　E. 营养不良

3. 污染物在自然界中的净化作用包括（　　）

　A. 自然净化作用　　　B. 物理净化作用

　C. 化学净化作用　　　D. 生物净化作用

　E. 以上都对

4. 下列属于物理性致畸剂的是（　　）

　A. 华法林　　　　　　B. 水痘 - 带状疱疹病毒

　C. 弓形虫　　　　　　D. X 射线

　E. 食品添加剂

5. 巨细胞病毒、单纯疱疹病毒、弓形虫、梅毒螺旋体等属于（　　）

　A. 生物性致畸剂　　　B. 多基因遗传因素

　C. 化学性致畸剂　　　D. 致畸性药物

　E. 物理性致畸剂

6. 神经管缺陷的产前诊断包括（　　）

　A. 检测血清甲胎蛋白

　B. 超声波检查

　C. 羊水穿刺检查

　D. X 线检查

　E. 以上都对

（季静勇）

医学遗传学基础实验

实验一　显微镜的结构与使用

一、实验目标

1. 掌握普通光学显微镜的使用方法。

2. 熟悉普通光学显微镜的结构及功能。

3. 了解普通光学显微镜的维护方法。

二、实验用品

普通光学显微镜、标本片（如人血涂片）、擦镜纸、镊子、香柏油、二甲苯。

三、显微镜成像的原理

光源（或光源→反光镜）→光圈→聚光器→标本→物镜→在镜筒内形成标本放大的实像→目镜→把经过物镜形成放大的实像进一步放大→眼。

四、实验内容及方法

（一）显微镜的结构

显微镜由机械装置和光学系统两大部分构成。

1. 机械装置部分

（1）镜座：位于显微镜最底部。现有显微镜多在镜座内装有照明光源。

（2）镜臂：镜柱上方和转换器连接部分。

（3）镜柱：直立于镜座上的短柱。

（4）镜筒：安装在镜臂前方的圆筒状结构，上接目镜，下接转换器。镜筒有单筒和双筒两种。

（5）载物台：位于转换器下方的方形或圆形的平台，是放置标本的地方。其中央有一个通光孔。在载物台上安装有用于固定标本的弹簧夹和指示标本位置的游标卡尺，载物台还装有标本推进器，用于标本前后左右移动。

（6）物镜转换器：装在镜筒下方的圆盘状构造，可顺反方向自由旋转，其上有 2～4 个圆孔，用以安装不同放大倍数的物镜。

（7）调焦器：位于镜柱两侧，为调节焦距的装置，分粗调焦螺旋和细调焦螺旋。粗调焦螺旋可使镜筒或载物台较大幅度地升降，适于低倍镜观察时的调焦；细调焦螺旋可使镜筒或载物台较小幅度地升降，适用于高倍镜和油镜的聚焦或观察标本的不同层次，精细调节焦距。

2. 光学系统部分

（1）目镜：安装在镜筒的上端，由一组透镜组成，作用是把物镜所放大的倒立实像再次放大成一个虚像。常见的有 5×、10×、15× 和 20× 等不同放大倍率的目镜。

（2）物镜：安装在物镜转换器上，由一组透镜组成，作用是将标本第一次放大成一个倒立的实像。物镜一般可分低倍镜（4× 或 10×）、高倍镜（40× 或 45×）和油镜（90× 或 100×）3 种不同放大倍率的物镜。显微镜的放大倍数是目镜和物镜放大倍数的乘积。

（3）聚光器：位于载物台的通光孔的下方，由一组凹透镜组成，可汇集来自内置光源的光线或反光镜反射的光线。在其左下方有一调节螺旋可使其升降，可调节光线的强弱，升高时使光线增强，反之则光线变弱。

（4）光圈：位于聚光器下的圆形光圈，由薄金属片组成，中心形成圆孔，外侧有一小柄，可使光圈的孔径开大或缩小，以调节光线的强弱。

（5）反光镜：位于聚光器的下方，由一平面和另一凹面的镜子组成，可向各方向转动，作用是采集光线，光线较弱时用凹面镜，反之则用平面镜。现有的光学显微镜一般都自带光源，没有反光镜。

（二）显微镜的使用

1. 安放　从显微镜柜或镜箱内拿出显微镜时，右手紧握镜臂，左手平托住镜座，平稳地将显微镜搬运到实验桌上。放置显微镜在身体的左前方，离桌边至少约一拳处。

2. 对光　打开电源开关，转动粗调焦螺旋，使镜筒略升高或使载物台下降，转动物镜转换器，使低倍物镜对准通光孔；将聚光器上调至最高处，光圈开到最大；用左眼向着目镜内观察，同时调节反光镜的方向（自带光源显微镜，调节亮度旋钮），调节聚光器的高度和光圈的大小，使视野内的光线均匀、亮度适宜。

3. 低倍镜的使用

（1）标本放置：将标本放置到载物台中央，标本对正通光孔的中心，用弹簧夹固定好。

（2）调节焦距：侧视低倍镜，转动粗调焦螺旋使镜头下降或载物台上升距标本约 0.5cm 处，一边观察目镜，一边用双手慢慢转动粗调焦螺旋使镜筒上升或使载物台下降，直至视野中出现物像为止，再转动细调焦螺旋，使视野中的物像最清晰。

4. 高倍镜的使用

（1）选择目标：先用低倍镜找到需要观察的物象，将其移至视野中央，转动细调焦螺旋，使观察的物像最清晰。

（2）换用高倍镜：从侧面观察，转动物镜转换器至高倍镜，并对准通光孔，注意避免镜头与标本片相碰擦。

（3）调节焦距：边观察目镜，边用双手稍稍调节细调焦螺旋，可使物像最清晰。如视野光线太弱，可升高聚光器或放大光圈口径或选用凹面反光镜调节光线，使视野亮度适宜。

5. 油镜的使用

（1）用低倍镜找到所需观察的标本物像后，将要观察的部分移至视野中央。

（2）转动物镜转换器，移开低倍镜，在通光孔上方的标本处滴一滴香柏油，侧面观察镜头与标本片，慢慢转换油镜，使镜头浸入油中。

（3）边观察目镜，边用双手稍微调节细调焦螺旋，使物像清晰。如果油镜上升或载物台下降至离开油面还未看清物像，则需重新按上述步骤调节。

（4）油镜使用完后，上升油镜或下降载物台，将油镜头转出，先用擦镜纸擦去镜头上的油，再用擦镜纸蘸少许二甲苯擦去镜头上残留油迹，最后再用擦镜纸擦拭 2～3 次即可。

6. 使用后的整理　观察完毕后，上升镜筒或下降载物台，再下降聚光器，转动物镜转换器，使物镜与通光孔错开，然后取出装标本片。清洁好显微镜，罩好防护罩，按取镜的方法放回原位。

五、实验注意事项

1. 取放显微镜时动作要轻，一只手托镜座，一只手持镜臂，防止目镜、物镜等脱落损坏。

2. 油镜用后一定要擦拭，防止油干后影响其使用寿命；擦镜时一定要用专用擦镜纸。

六、实验报告

注明显微镜各部分的结构名称（实验图 1 ）。

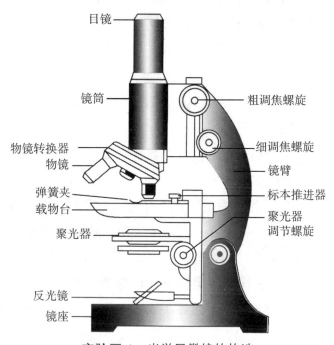

实验图 1　光学显微镜的构造

实验二　有丝分裂

一、实验目标

1. 掌握细胞有丝分裂过程及不同时期的特点。
2. 熟悉动植物细胞有丝分裂的异同点。
3. 了解制作洋葱根尖有丝分裂临时标本片的方法。
4. 学会绘制简单的生物图。

二、实验用品

洋葱、马蛔虫子宫切片；显微镜、擦镜纸、载玻片、盖玻片、玻璃皿、广口瓶、剪刀、镊子、铅笔、滴管、吸水纸；70% 乙醇、盐酸乙醇（15% 盐酸：95% 乙醇 =1：1）、0.02g/ml 甲紫溶液（或乙酸洋红液）、卡诺氏（Carnoy）固定液（95% 乙醇：冰醋酸 =3：1）。

三、实验原理

有丝分裂是体细胞分裂的主要方式。在有丝分裂过程中，细胞内每条染色体都能复制一份，然后分配到子细胞中，因此两个子细胞与母细胞所含的染色体的数目相同。洋葱体细胞的染色体有 16 条，马蛔虫受精卵细胞的染色体有 4 条。

四、实验内容及方法

（一）洋葱根尖的培养与固定

在实验前 3 ～ 7 天，将洋葱放置在盛有清水的广口瓶上，使洋葱底部接触到水面。待洋葱的根长到 1 ～ 2cm 后，可剪取 1cm 根尖置于卡诺氏固定液中固定，一般需 12 ～ 24 小时，然后用 70% 乙醇漂洗，再置于 70% 的乙醇中保存，随用随取。

（二）制作临时标本切片

1. 解离　将固定好的洋葱根尖，放入盛有盐酸乙醇的玻璃皿中，在室温下解离 3 ～ 5 分钟后取出根尖。

2. 漂洗　待根尖酥软后，用镊子取出，放入盛有清水的玻璃皿中漂洗约 10 分钟，换水 1 ～ 2 次。

3. 染色　把漂洗后的洋葱根尖，放进盛有 0.02g/ml 甲紫溶液（或乙酸洋红液）的玻璃皿中，染色 3 ～ 5 分钟。

4. 压片　用镊子将染好色的洋葱根尖取出来，剪取洋葱根尖端 2 ～ 3mm，放在载玻片中央，加一滴清水，用镊子尖把洋葱根尖弄碎，盖上盖玻片，用吸水纸吸去多余的水，双指压住盖玻片，用铅笔的橡皮头端均匀敲击盖玻片，使细胞分散开来。

（三）洋葱根尖细胞有丝分裂的观察

把制作好的洋葱根尖装片先放在低倍镜下观察，找到呈正方形、排列紧密、染色较深的根尖分生区细胞；再换用高倍镜，观察辨别各时期染色体（或染色质）的变化，并判断该细胞处于有丝分裂的哪个时期。

1. 间期　细胞核呈圆形，核膜清晰，核内染色质分布较均匀，呈细网状。细胞核染色比细胞质深。核中可见到 1 ～ 3 个染色较浅的核仁。

2. 前期　细胞核较间期膨大，染色质通过凝集、螺旋化和折叠，逐渐浓缩变粗、变短形成染色体，染色体交织在一起散乱分布；核仁、核膜逐渐消失。

3. 中期　染色体达到最大的浓缩状态，此时的染色体形态稳定、最清晰，染色体的着丝粒排列在细胞的中央，形成赤道板。

4. 后期　每条染色体从着丝粒处纵裂一分为二，染色单体彼此分开各自成为一条独立的染色体，染色体数目加倍，在纺锤丝牵引下分别移向细胞两极。

5. 末期　染色体解螺旋化，变成染色质；纺锤体消失，核仁、核膜重新出现，形成两个子核；细胞膜自两子核间形成细胞板，将细胞质一分为二，形成两个子细胞。

（四）动物细胞有丝分裂的观察（马蛔虫子宫切片）

取马蛔虫的子宫切片标本，先在低倍镜下观察，可见马蛔虫子宫腔内有许多椭圆形、处于不同分裂时期的受精卵细胞。每个卵细胞都包在卵壳之中，卵壳与受精卵细胞之间的腔，叫卵壳腔。细胞膜的外面或卵壳的内面可见极体附着。在低倍镜下找出间期、前期、中期、后期及末期的细胞，转换高倍镜仔细观察马蛔虫卵细胞有丝分裂各时期的特点。

1. 前期　染色体出现，着色较深，中心粒已分裂为二，向两极移动，形成纺锤体。在前期结束时，核膜、核仁消失。

2. 中期　此期染色体形态最典型，排列在赤道面上。

3. 后期　每条染色体从着丝粒处纵裂为二，染色单体彼此分开各自成为一条独立的染色体，染色体数目加倍，在纺锤丝牵引下分别移向细胞两极。细胞膜在赤道面凹陷，细胞已开始分裂。

4. 末期　细胞两极的染色体解螺旋形成染色质，核膜、核仁重现，重新组成两个细胞核，凹陷的细胞膜融合，细胞一分为二。

动物细胞有丝分裂过程和植物细胞有丝分裂过程基本相同，但有两点主要区别：①动物细胞没有细胞壁。在末期时，两个子核间不出现细胞板，而是通过中部的细胞膜内陷，以横缢方式将细胞一分为二。②动物细胞有中心体。前期，中心粒复制后彼此分离，移向细胞两极，分离时两中心粒之间出现纺锤丝构成纺锤体，中心粒周围形成星射线构成星体。

五、实验注意事项

1. 解离后一定要漂洗，目的是洗去多余的盐酸乙醇，防止解离过度，影响染色。

2. 解离后的根尖在漂洗和染色过程中，注意使用镊子时一定要轻，因为此时根尖很柔软，易损坏。

3. 观察时先找到根尖的分生区，分生区细胞大多数呈正方形、排列紧密、染色较深，有的细胞正在分裂。

4. 在一个视野里，往往不容易找全有丝分裂过程中各个时期的细胞图像，因此，观察时要注意边观察边移动装片。

六、实验报告

1. 绘出洋葱根尖细胞分裂各时期简图，并注明时期。
2. 说出马蛔虫受精卵细胞的有丝分裂与洋葱根尖细胞有丝分裂的异同。

实验三　减数分裂

一、实验目标

1. 掌握减数分裂的过程及各个时期染色体的动态变化和形态特征。
2. 熟悉细胞减数分裂染色体标本装片的制作技术和方法。
3. 学会压片和染色的技术。

二、实验用品

雄性蝗虫或蚱蜢的精巢；显微镜、载玻片、盖玻片、小镊子、剪刀、解剖针、解剖盘、玻璃皿、酒精灯、滴瓶、吸水纸；95% 乙醇溶液、70% 乙醇溶液、50% 乙醇溶液、30% 乙醇溶液、卡诺氏（Carnoy）固定液、改良苯酚品红染液。

三、实验原理

减数分裂是一种特殊的有丝分裂。其特点是：染色体只复制一次，细胞连续分裂两次，结果形成四个细胞，每个子细胞的染色体数目是原来母细胞的一半。减数分裂的前期特别长，而且变化复杂。在减数分裂过程中，同源染色体之间发生联会、交换和分离，非同源染色体之间进行自由组合。染色质（染色体）为嗜碱性物质，将处于减数分裂不同时期的精母细胞固定后，用碱性染料染色，染色质（染色体）被染成红色，而细胞质不着色，在显微镜下清楚可见。

四、实验内容及方法

（一）观看减数分裂教学视频

（二）雄性蝗虫精巢精曲小管标本装片的制作与观察

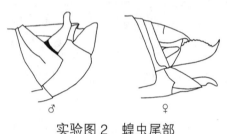

实验图 2　蝗虫尾部

1. 采集　在夏秋季节，可用手抓或用网捕捉的方法，采集成熟的雄性蝗虫。雌雄蝗虫的鉴别：雄性蝗虫的腹部末端朝上，形似船尾，雌性蝗虫的腹部末端分叉（实验图 2）。

2. 取材与固定　将雄性蝗虫放置在玻璃皿中，剪去雄性蝗虫的头、翅和附肢，沿着腹部背中线剪开体壁，用镊子取出腹腔中的两个精巢（黄色，圆块状，左右各一）。将精巢放入卡诺氏固定液中，固定 24 小时后，再换 95% 乙醇溶液浸泡 30 分钟，最后浸泡于 70% 乙醇溶液中，保存在 4℃ 的冰箱里，长期备用。

3. 染色　用镊子取一小段精巢，置于载玻片中央，用解剖针将精曲小管拨开，除去外围脂肪；再放入玻璃皿中，依次用 50% 乙醇溶液、30% 乙醇溶液和清水漂洗 2 ～ 3 次；最后放入盛有改良苯酚品红染液的玻璃皿中染色 15 ～ 20 分钟。

4. 压片　用镊子取 2 ～ 3 条已染色的精曲小管，置于载玻片中央，加一滴染液，盖上盖玻片，取一张吸水纸，吸去多余的染液。在盖玻片上覆盖一张吸水纸，以左手示指和中指按住盖玻片边缘，右手用铅笔的橡皮头端均匀垂直敲击，使细胞和染色体分散铺展开。在酒精灯上轻轻掠过 2 ～ 3 次，微微加热，使染色体染色更深。

5. 镜检　将压片先置于低倍镜下观察，可见到许多分散排列的细胞，处于减数分裂各个时期的分裂象。移到视野中央，然后转到高倍镜下确认细胞所属时期。在压片中可以看到从精母细胞到成熟精子不同时期染色体的动态变化特点和位置。蝗虫的染色体雄性为 $2n=23$，性染色体为 XO 型，即只有一条性染色体 X；雌性为 $2n=24$，性染色体 XX 型，即有两条性染色体 X。

减数分裂结束后，1 个初级精母细胞形成 4 个精细胞，每个精细胞中含有单倍性染色体，即 $n=11$ 或 $n=12$。精细胞经过变形成为精子。

五、实验注意事项

1. 取材时精曲小管的量不宜太多，否则细胞易重叠。

2.敲片时，注意掌握力度，不仅要使细胞相互分散开，还要防止细胞破裂。

3.蝗虫精母细胞第一次减数分裂形成的子细胞，经过短暂的间期，进入第二次减数分裂。蝗虫减数分裂间期Ⅱ和前期Ⅱ不易观察，显微镜下可见直接从末期Ⅰ进入中期Ⅱ的细胞。

4.减数分裂Ⅱ各期的特点与一般有丝分裂相似，最后形成染色体数目减半的精细胞，经过变形成为精子。

六、实验报告

绘制减数分裂各时期的染色体变化简图。

链接

固定液及染液的配制

1.卡诺氏固定液：无水乙醇3份，冰醋酸1份。

2.改良苯酚品红染液：①A液，取3g碱性品红溶解在100ml 70%的乙醇溶液中，可长期保存；②B液，取A液10ml加入90ml 5%的苯酚溶液中；③苯酚品红染液，取B液45ml，加入冰醋酸6ml、37%甲醛溶液6ml混合即成；④改良苯酚品红染液，取苯酚品红染液10ml，加入45%乙酸溶液90ml和山梨醇1g。

注：改良苯酚品红染液配好后两周即可使用，保存期两年。

实验四　人类X染色质的观察

一、实验目标

1.掌握X染色质标本的制备方法。

2.熟悉X染色质检查的临床意义。

3.能观察X染色质的形态特征、数目及所在部位。

二、实验用品

人口腔黏膜上皮细胞、显微镜、载玻片、盖玻片、玻璃皿、擦镜纸、吸水纸、牙签；95%乙醇溶液、乙酸洋红染液、5mol/L HCl溶液。

三、实验原理

一个个体不论其细胞中有几条X染色体，都只有一条具有转录活性，其余的X染色体均失活形成异固缩的X染色质。人类正常女性的体细胞中有两条X染色体，其中失去活性的这条X染色体，在间期细胞中经特殊染色，可观察到核膜边缘出现直径1μm左右浓染的小体，呈平凸形、三角形、扁平形等，即X染色质。而正常男性只有一条X染色体，这条X染色体在间期细胞始终保持活性，故无X染色质形成。通过检测间期细胞中X染色质，既可用于性别的鉴定，也可用于临床性染色体病的诊断。

四、实验内容及方法

（一）标本的制作

1. 取材　让受检者用水漱口数次，然后用牙签钝头部在口腔两侧颊部刮取黏膜上皮细胞，弃去第一次刮到的细胞，在原位连刮数次。

2. 涂片　将刮取的口腔黏膜上皮细胞均匀地单向（即涂片时只能从左至右或右至左，切勿来回涂抹）涂在干净的载玻片上，涂抹范围约一张盖玻片大小，然后晾干。

3. 固定　将晾干的口腔黏膜上皮细胞涂片，放入盛有 95% 乙醇液的玻璃皿内固定 30 分钟。

4. 水解　将固定后的玻片标本置于蒸馏水中漂洗几分钟，再浸入到盛有 5mol/L HCl 溶液的玻璃皿中，室温水解 10 ～ 20 分钟后，用干净蒸馏水冲洗 3 ～ 4 次，充分洗去残留的 HCl。

5. 染色　在晾干的玻片标本上滴一滴乙酸洋红染液，室温下染色 10 ～ 20 分钟。

6. 盖片　将染色好的玻片标本用蒸馏水漂洗 3 次，稍干后盖上盖玻片，取吸水纸吸去多余蒸馏水。

（二）观察

取制备好的标本置于显微镜低倍镜下，选择核较大、染色清晰、轮廓完整、核质呈均匀细网状的细胞进行观察，然后换高倍镜观察。可见 X 染色质大多位于核内膜边缘，可见染色较深的浓染小体，其形状为平凸形、三角形、扁平形等。

五、实验注意事项

1. 刮口腔黏膜上皮细胞前要漱口，防止口腔细菌和食物残渣污染，影响观察效果。

2. 口腔颊部刮片时，用力要适当、均匀、单向，以求刮下的细胞可以观察到 X 染色质。

3. 掌握好 HCl 水解的时间和温度。

4. 染色时间不要太长，否则核质着色深，X 染色质不易区分。染色时间过短则着色不够，难以观察。

六、实 验 报 告

观察 100 个可计数细胞，计算显示 X 染色质细胞所占的比例。可计数细胞的标准是：核较大，轮廓清楚完整，核质染色呈网状或颗粒状，分布均匀，核膜清晰，无缺损，染色适度，周围无杂质。正常值：男性 1% 以下或没有；女性 30% 以上。

绘制三个典型细胞，注明 X 染色质的形态和部位。

实验五　人类非显带染色体核型分析

一、实 验 目 标

1. 掌握人类非显带染色体核型分析的基本方法。

2. 熟悉人类染色体的形态结构和分组特征。

3. 培养学生认真的工作态度。

二、实 验 用 品

正常人类染色体标本片、人类非显带染色体放大照片、核型分析报告单；显微镜、剪刀、直尺、胶水、擦镜纸、香柏油、二甲苯等。

三、实 验 原 理

人类正常体细胞染色体数为 46 条，其中 44 条为常染色体，两条为性染色体。以丹佛体制为标准，将常染色体分为 A、B、C、D、E、F、G 共 7 组，其中常染色体 22 对，用阿拉伯数字由大到小编号，性染色体 1 对，大的为 X 染色体，小的为 Y 染色体。X 染色体归入 C 组，Y 染色体归入 G 组，每组染色体都有特定的形态特征。

四、实验内容及方法

（一）正常人类染色体标本片的观察

取一张正常人类体细胞染色体标本置于显微镜下，先在低倍镜下观察，可见许多大小不等、染成紫色或紫红色的间期细胞和分散在其间的中期分裂象，再用高倍镜找到染色体清晰且分散良好的中期分裂象，移至视野中央，然后换油镜仔细观察。重点观察染色体大小、着丝粒位置、有无次缢痕或随体等主要形态特征。

（二）人类非显带染色体的核型分析

1. 计数　每人取两张人类非显带染色体放大照片（一张作对照，一张作分析剪贴用），首先计数染色体总数，确定有无染色体数目异常（实验图 3）。为了便于计数和避免计数时发生重复和遗漏，在计数前，先按染色体自然分布的图形大致分为几个区域，然后按顺序计数出各区染色体的实际数目，最后加起来即为染色体总数。

2. 分组编号　仔细用尺子测量辨认每条染色体，根据每组染色体的形态特征，用铅笔在其旁边标明组别及序号，先辨认 A、B、D、E、F、G 组，最后辨认 C 组。标注完后，再检查一次有无遗漏或错误。并根据各染色体组的特点，进行各对同源染色体配对。

3. 剪切　将照片上的染色体按标明的序号逐个剪切下来。

4. 排列　将剪切下来的染色体，按短臂朝上、长臂朝下、着丝粒置于同一直线上的原则，依次排列在预先划分好的分组横线报告单上。

5. 校对　按染色体的大小和着丝粒位置，以及染色体组的形态特点，再次校对调整排列。

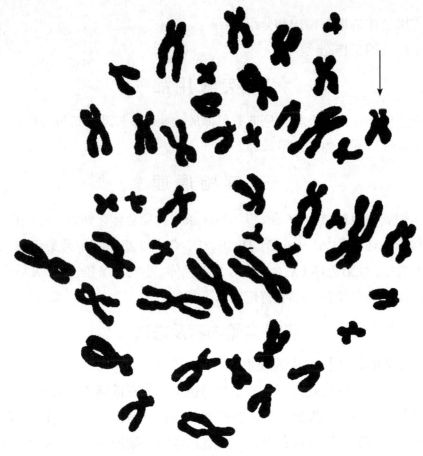

实验图3　人类染色体（↓示随体）

6.粘贴　用牙签挑取少量浆糊或胶水，小心地将每号染色体依次粘贴在人类染色体核型分析报告单上。

7.分析结果　辨别该核型的性别，并写出核型。

五、实验注意事项

1.按染色体轮廓剪成长方形，以便排列、配对和粘贴。

2.操作时，不要对剪下的染色体打喷嚏、咳嗽、大声说话，以免把染色体吹跑遗失。

3.将性染色体排列在 G 组旁。

4.粘贴时，一对染色体要排列紧密，不要有间隙，而每对染色体间要有间隙。

六、实 验 报 告

完成人类染色体核型分析报告。

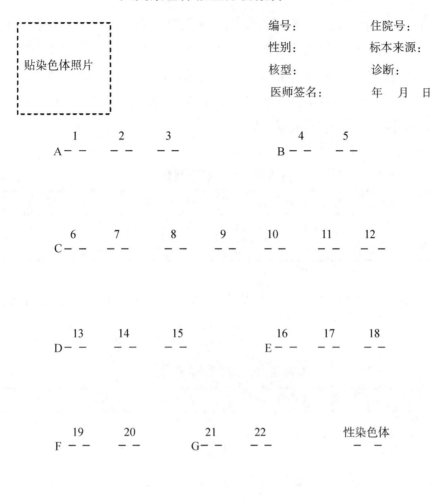

人类染色体核型分析报告

贴染色体照片

编号：　　　　　　住院号：
性别：　　　　　　标本来源：
核型：　　　　　　诊断：
医师签名：　　　　年　月　日

班级：　　　　　　姓名：

实验六　人类正常性状的调查

一、实验目标

1. 熟悉人类某些正常遗传性状的遗传规律。
2. 能通过调查活动初步绘制简单的系谱。
3. 具有群体调查、分析和综合思考的能力。

二、实验用品

人类正常性状调查表、调查结果汇总表等。

三、实验原理

单基因性状的遗传符合孟德尔遗传定律，应用孟德尔遗传定律，可分析本实验中的显隐性关系及遗传方式，并可求出分离比。

四、实验内容及方法

1. 给每位同学发一张人类正常性状（眼睑、卷直发、酒窝、眼色、耳垂、舌头、额前发际、发旋、示指与环指、双手手指嵌合等）的调查表，可以选择一种或几种性状进行调查，现以眼睑为例（实验表 1）。利用空余时间自测或通过电话对自己的直系亲属以及旁系亲属进行调查或访谈。旁系亲属调查范围包括叔父、伯父、舅父、姨母、堂兄妹和表兄妹等。然后将调查结果填在调查表中并绘制成系谱。

实验表 1 人类眼睑调查表

类型	祖父	祖母	外祖父	外祖母	父亲	母亲	哥	姐	弟	妹	其他亲戚
双眼睑											
单眼睑											

2. 将全班每位同学的调查结果汇总于实验表 2 内，以供分析。班级人数若较少，可采集几个班数据。

实验表 2 调查结果汇总表

子代表型	双亲全是双眼睑	双亲只有一方是双眼睑	双亲全是单眼睑
双眼睑			
单眼睑			
家庭数			

五、实验结果分析

1. 分析性状（双眼睑和单眼睑）之间的显隐性关系及分离比。

2. 分析眼睑遗传在人群中的婚配方式种类。

3. 求 X^2 值。

$$X^2 = （实得数 - 预期数）^2 / 预期数$$

4. 查 X^2，求 P 值。在查 X^2 时，先要确定自由度。自由度 = 子代表型的种类数 -1。

本题子女表型有双眼睑和单眼睑两种类型，因此自由度为 1。有了自由度，就可以从 X^2 表中查到 P 值。一般规定，当 P 值 > 0.05，无显著差异，即实得数与预期数之间的差异是机会造成的，接受原假设；当 P 值 < 0.05，有显著差异，即实得数与预期数之间的差异不是机会造成的，应拒绝原假设。

六、实验注意事项

1. 调查过程中要认真仔细，资料要齐全，不能有遗漏或差错。

2. 原来是单眼睑，后来经手术做成双眼睑者，应记为单眼睑。

七、实验报告

填写人类正常性状调查表、调查结果汇总表，并进行结果分析。

实验七　人类遗传病与系谱分析

一、实验目标

1. 观看人类遗传病视频，掌握遗传病的概念和分类。
2. 通过系谱分析，能推测系谱中各成员的基因型及计算遗传病发病风险率。
3. 进一步熟悉系谱的绘制方法。
4. 了解常见遗传病的主要临床表现。

二、实验用品

多媒体设备、人类遗传病视频、单基因遗传病系谱。

三、实验原理

单基因遗传病指受一对等位基因控制而发生的疾病。单基因遗传病可根据致病基因的性质（显性或隐性）及其所在染色体（常染色体或性染色体）可分为常染色体显性遗传、常染色体隐性遗传、X 连锁显性遗传、X 连锁隐性遗传等不同的遗传方式。通过系谱分析可确定其可能的遗传方式，推测家系各成员的基因型，估计遗传病发病的再发风险率。

四、实验内容及方法

（一）观看人类遗传病视频

1. 观看前教师介绍本教学片有关的内容和注意事项。

2. 观看结束后，与同学们一起归纳单基因遗传病各遗传方式的系谱特点，以及单基因遗传病、多基因遗传病和染色体病的主要区别。

（二）单基因遗传病系谱的绘制和分析

1. 绘制系谱

例 1　先证者为男性的苯丙酮尿症患者，根据以下信息绘制系谱。

（1）先证者的祖父祖母都正常。

（2）先证者的大姐、三弟、四弟、五妹及他们的父母都正常。

（3）先证者父亲有一弟、二妹，先证者的叔、婶和他们的二女和二子及先证者的姑妈、姑丈和他们的四子一女都正常。

（4）先证者叔叔的一子和先证者姑妈的一女婚后，其子女中一女为苯丙酮尿症患者，另女一子都正常。

2. 系谱分析

例2　分析上述苯丙酮尿症的系谱

（1）判断该系谱的遗传方式是什么？判断的主要依据是什么？

（2）写出先证者的基因型。

（3）先证者叔叔的一子和先证者姑妈的一女婚后，估计其子女发病的风险率。

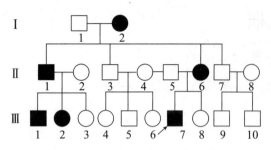

实验图4　家族性多发性结肠息肉症的系谱

练习1　观察下列家族性多发性结肠息肉症的系谱（实验图4），并分析讨论，回答下面问题。

（1）判断该系谱的遗传方式是什么？判断的主要依据是什么？

（2）写出先证者的基因型。

（3）为什么Ⅱ₃和Ⅱ₇的家庭中没有患者？

（4）如果Ⅲ₂与正常人结婚，估计其子女发病的风险率。

练习2　观察下列遗传性肾炎的系谱（实验图5），并分析讨论，回答下面问题。

（1）判断该系谱的遗传方式是什么？判断的主要依据是什么？

（2）写出先证者的基因型。

（3）为什么Ⅲ₉的家庭中没有患者？

（4）如果Ⅲ₇与正常人结婚，估计其子女发病的风险率。

练习3　观察下列进行性假肥大性肌营养不良的系谱（实验图6），并分析讨论，回答下面问题。

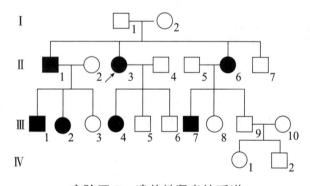

实验图5　遗传性肾炎的系谱

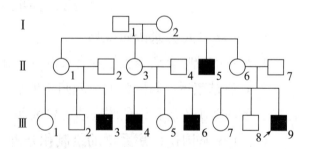

实验图6　进行性假肥大性肌营养不良的系谱

（1）判断该系谱的遗传方式是什么？判断的主要依据是什么？

（2）写出先证者的基因型。

（3）Ⅱ₅的致病基因由谁传递而来？为什么？

（4）如果Ⅲ₄与正常人结婚，估计其子女发病的风险率。

五、实验注意事项

1. 绘制系谱时一定先要明确亲属关系。

2. 估算发病风险率时，能准确画出相应的配子图。

六、实 验 报 告

绘制例 1 的系谱在实验报告纸上，并按要求进行系谱分析；分析讨论练习 1 到练习 3，将回答结果填写在实验报告中。

实验八　人类皮肤纹理分析

一、实 验 目 标

1. 学会人类皮肤纹理的印取方法。

2. 初步学会对人类皮肤纹理的分析。

3. 熟悉自己指纹、掌纹、指褶纹和掌褶纹的类型。

二、实 验 用 品

方盘、人造海绵垫、印台板、印油或油墨、8K 白纸、纱布、放大镜、直尺、铅笔、量角器。

三、实 验 原 理

人体的皮肤由表皮和真皮组成。真皮乳头向表皮突起，构成许多整齐的乳头线，称为嵴线，嵴线之间凹陷部分称为沟。指（趾）掌（脚）部位的皮肤表层因皮嵴和皮沟走向不同而形成各种皮肤纹理特征。皮肤纹理亦称皮纹，即指人的手指、掌面、足趾和跖面的皮嵴和皮沟走向不同而形成的纹理图形。

人体的皮纹属多基因遗传，具有个体的特异型。皮肤纹理于胚胎 14 周形成，一旦形成终生不变，所以皮纹具有高度的稳定性。掌握其调查方法可以为遗传病诊断提供资料。

四、实 验 内 容 与 方 法

（一）皮纹的印取

1. 先用肉眼直接观察自己的指纹类型，找出箕形纹与斗形纹的三叉点位置。对着直射光线，转动手指，以便从不同方向观察。

2. 了解自己掌三叉点的位置，确定 a、b、c、d、t 五个三叉点的位置。

3. 把红色印油或油墨适量地倒入方盘的人造海绵垫上，用纱布涂抹均匀，再把白纸平铺于印台板上，准备取印。

4. 受检者洗净双手，擦干。将全掌按在人造海绵垫上，使掌面获得均匀的印油或油墨（注意不要来回涂抹，印油或油墨量要适中）。

5. 掌纹的印取（按压法）：先将掌腕线印在白纸上，然后从后向前按掌、指顺序逐步轻轻放下，手指自然分开，用另一手适当用力按压印取皮纹的手背，将全掌的各部分均匀地印在白纸上，尤其是腕部、掌心及手指基部，以免漏印；提起手掌时，先将手指翘起，然后是掌和掌腕，这样便可获得理想的全掌皮纹。注意不可加压过重，不可移动手掌和白纸，以免使皮纹模糊不清或重叠。受检者左右手轮换印取掌纹。

6. 指纹的印取（滚动法）：在对应的掌纹下方，由左至右依次印取 10 个指尖纹。要取印的手指要伸直，其余的手指弯曲，逐个从一侧向另一侧轻轻滚动 1 次（切勿来回滚动，以免图像重叠），注意印出手指两侧的皮纹，左右手分别依次按照拇指、示指、中指、环指、小指记为 1、2、3、4、5。

（二）皮纹的分析

1. 指纹分析　指纹可分为弓形纹、箕形纹和斗形纹 3 种类型。依据指纹线的走向和形态、有无三叉点及有无圆心对其进行分类，然后进行计数，最后统计嵴纹总数。

（1）指嵴纹计数

1）弓形纹：由于没有纹心和三叉点，其计数为零。

2）箕形纹：从中心到三叉点中心绘一直线，计算直线通过的嵴纹数，由于只有一个三叉点，故有一个嵴纹数。

3）斗形纹：因有两个三叉点，可得到两个数值，只计多的一侧数值（实验图 7）。

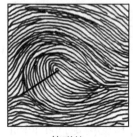
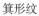
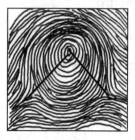

箕形纹　　　　　　斗形纹

实验图 7　嵴纹计数

4）双箕斗：分别先计算两中心点与各自三叉点连线所通过的嵴纹数，再计算两中心点连线所通过的嵴纹数，然后将三个数相加起来的总数除以 2，即为该指纹的嵴纹数。

（2）指嵴纹总数（TFRC）计算：10 个手指嵴纹计数的总和即为指嵴纹总数。我国男性平均值为 144 条，女性为 138 条。

2. 掌纹分析　掌纹指手掌中的皮纹。

（1）掌褶线：正常人的手掌褶线有 3 条，大鱼际纵褶线、远侧横褶线和近侧横褶线；指间区掌面各有一个三叉点，分别称 a、b、c、d（图 6-2）。

（2）atd 角的测量方法：atd 角是指在示指下有一个三叉点 a，小指下有一三叉点 d，分别引一直线连接位于腕关节褶线远侧的轴三叉点 t 所形成的夹角（图 6-3）。用量角器测量其角度。我国正常人 atd 角的平均值在 41°。atd 角小于 45° 用 t 表示；45° ～ 56° 用 t' 表示；大于 56° 用 t″ 表示。

五、实验注意事项

1. 取印时必须洗净手上的污垢，以免取印的指纹不清晰。

2. 取印时印油要适量，印油要均匀涂抹，切忌来回涂抹。

3. 取印时不可施压过大，不可移动手指、手掌或纸张，以免皮纹重叠或模糊不清。

4. 印指纹时，要有三面指纹，取印滚动时用力要轻而均匀；印掌纹时，要有掌腕线。

六、实验报告

1. 观察自己的指褶纹和掌褶纹。

2. 测量双手的 atd 角。

3. 计数指嵴纹总数。

（谢玲林）

参 考 文 献

陈誉华，陈志南，2018.医学细胞生物学.6版.北京：人民卫生出版社

邓鼎森，于全勇，2015.遗传与优生.3版.北京：人民卫生出版社

傅松滨，2018.医学遗传学.4版.北京：北京大学出版社

康晓慧，2015.医学生物学.2版.北京：人民卫生出版社

梁素华，邓初夏，2019.医学遗传学.5版.北京：人民卫生出版社

龙莉，杨明，2018.医学遗传学.北京：科学出版社

田廷科，2017.医学遗传学.北京：科学技术文献出版社

田廷科，赵文忠，2016.遗传与优生学基础（修订版）.北京：科学出版社

王洪波，王敬红，2016.遗传与优生.北京：人民卫生出版社

王培林，傅松滨，2016.医学遗传学.4版.北京：科学出版社

邬玲仟，张学，2016.医学遗传学.北京：人民卫生出版社

赵斌，王宇，2016.医学遗传学基础.4版.北京：科学出版社

周春燕，药立波，2018.生物化学与分子生物学.9版.北京：人民卫生出版社

朱劲华，高璀乡，2017.医学遗传学与优生学基础.2版.北京：化学工业出版社

左伋，2018.医学遗传学.7版.北京：人民卫生出版社

自测题（选择题）参考答案

第 2 章

1. C 2. E 3. C 4. B 5. C 6. D 7. D 8. C 9. C 10. A 11. E 12. A 13. A 14. D

15. C 16. A 17. B 18. C 19. E 20. E 21. E 22. C 23. E 24. C

第 3 章

1. A 2. C 3. C 4. C 5. C 6. D 7. B 8. E 9. A 10. E 11. E 12. D 13. B 14. A

15. C 16. E 17. E

第 4 章

1. C 2. E 3. B 4. B 5. C 6. C 7. B 8. E 9. B

第 5 章

1. A 2. A 3. D 4. C 5. C 6. E 7. E 8. B 9. C 10. E 11. E 12. C 13. D 14. B

15. B 16. B 17. C 18. A 19. A

第 6 章

1. C 2. A 3. D 4. D 5. A 6. A 7. C 8.A

第 7 章

1. C 2. B 3. D 4. A 5. C 6. B 7. B

第 8 章

1. E 2. E 3. A 4. A 5. C

第 9 章

1. E 2. A 3. E 4. D 5. A 6. E